审稿专家组：

陈　杰　北京协和医院

朱明华　第二军医大学附属长海医院

郑　杰　北京大学医学部

李甘地　四川大学华西医院

朱雄增　上海复旦大学附属肿瘤医院

韦立新　中国人民解放军总医院

病理标本的检查及取材规范

主　　编：陈　杰

编　　者：（按姓氏拼音排序）

陈　杰　　常晓燕　　冯瑞娥　　霍　真

姜　英　　李　霁　　梁智勇　　卢朝辉

孟云霄　　孟芝兰　　任新瑜　　师　杰

王文泽　　肖　雨　　游　燕　　赵大春

钟定荣　　周炜洵

编写秘书：常晓燕

医学绘图：戴申倩

中国协和医科大学出版社

图书在版编目（CIP）数据

病理标本的检查及取材规范/陈　杰主编. ——北京：中国协和医科大学出版社，2012.10（2024.3 重印）

ISBN 978 - 7 - 81136 - 768 - 3

Ⅰ. ①病…　Ⅱ. ①陈…　Ⅲ. ①病理学 - 标本 - 研究　Ⅳ. ①R361

中国版本图书馆 CIP 数据核字（2012）第 235313 号

病理标本的检查及取材规范

主　　编：陈　杰
责任编辑：戴申倩　高青青

出版发行：中国协和医科大学出版社
　　　　　（北京市东城区东单三条 9 号　邮编 100730　电话 010 - 65260431）
网　　址：www.pumcp.com
经　　销：新华书店总店北京发行所
印　　刷：北京建宏印刷有限公司

开　　本：700×1000　1/16 开
印　　张：11. 5
字　　数：120 千字
版　　次：2013 年 1 月第 1 版
印　　次：2024 年 3 月第 3 次印刷
定　　价：45. 00 元

ISBN 978 - 7 - 81136 - 768 - 3/R·768

前　言

　　手术及活检病理标本的及时固定、检查和取材是临床病理工作中非常重要的部分。标本的及时固定，用标准的、合格的、足量的固定液固定标本，是做好临床病理工作的前提。没有及时固定的标本，没有用合格的固定液固定的标本，都不能制成好的病理切片，也不可能有好的病理诊断。病理标本的认真检查和规范化的取材是一个执业病理医师的必备的基本功，不能仔细检查病理标本和恰到好处的标本取材是做不好病理医生的。试想一个标本如果因没有认真的检查标本，没有认真规范地进行取材，而没有取到具有诊断价值的部分，这不可能做出正确的病理诊断。因此，对送检的病理标本进行认真仔细的检查并进行规范化的取材是临床病理工作中一项十分重要且不可或缺的常规工作，再强调都不过分。

　　随着临床医学发展，临床医师对病理报告的要求已不仅仅是病理诊断的需求，还包括更多断端、切缘的更新发展，比如消化道的环周切缘，胰腺的腹膜后切缘等。我们要与时俱进，积极配合，跟上临床需求的脚步，共同促进临床医学的发展。

　　为此，我们在卫生部行业基金的资助下，在我们几家大型医院日常工作的基础上，编撰了这本临床病理标本的检查和取材规范一书，期望能为病理行业的规范化，进而提高病理的诊断水平起到应有的作用，成为一本病理业界实用的参考工具书。

感谢北京协和医院病理科各位医师在工作之余为本书做出的辛苦工作。感谢北京大学医学部、四川大学华西医院、第二军医大学附属长海医院、上海复旦大学附属肿瘤医院、中国人民解放军总医院各病理科在书稿编纂过程中提供宝贵取材经验以及修改意见。本书请中国协和医科大学出版社的戴申倩绘制取材示范图，感谢她为本书做出的贡献。

由于时间较紧和参加编写人员的知识水平和经验有限，书中难免有这样和那样的缺点和不足，还望同道们给予批评和指正，以使这本书的内容不断充实提高，真正成为我们行业有用的参考书。

陈　杰

2012 年 11 月于北京

目　　录

第一章　病理标本的送检流程及取材总则

一、标本的送检及送检申请单的填写

外科病理标本检查的目的一般是明确病变的性质，做出病理诊断以协助临床医师确定治疗措施，估计预后。因为病理医师和患者接触的机会相对较少，所以要求临床医师仔细填写病理检查单，包括年龄、性别、所属科室，与此次疾病有关的详细病史。如果是女性病人送检的内膜等标本，要求提供月经史、临床诊断、过往的刮宫史及病理结果、取材部位、送检医师姓名及送检时间。应仔细填写送检标本的来源，对于多份标本，要求分号并详细标记。

标本的定位通常是根据解剖结构来进行。解剖结构固然重要，临床情况也非常重要。任何标本的取材都应当结合临床病史进行。例如，同是子宫全切除的标本，因子宫肌瘤切除的子宫和因宫颈癌切除的子宫处理方法完全不同。通常病理医师通过病理申请单来了解相关病史，它可以帮助确认患者和标本类型，提供相关病史，并提醒病理医师防护生物危害。有时临床医师疏漏或填写信息不完整或病例太复杂，需要更多的临床信息，在这种情况下病理医师需要阅读病历、影像学资料，及时与临床医师联系。

为了做出正确诊断，必须严格遵守标本验收、切块制片、观察描述、抄发报告、档案管理等各项规章制度，防止事故和差错，全面地研究各方面有关资料，既要注意切实提高对病理形态的观察能力，又要紧密地结合临床，必要时结合影像学资料甚至查看病人，仔细询问病史，以期做出正确的诊断。

二、送检标本的核对及验收

病理科接受的标本主要为手术切除标本、活检标本及穿刺标本，还接受各种排泄物和体液的细胞学检查。验收标本时应仔细核对标本与同送的申请单上所列标本是否相符，如有不符，应立刻与患者、送检医师或手术室的有关人员联系，及时核对清楚。申请单上各项应填写详细，如有遗漏，应请送检的临床医师补填。检查前将标本进行编号登记。

三、送检标本的固定

病理科最好应该设置在离手术室近的地方，以便手术标本能及时送到病理科进行处理。尽量避免使用纱布包裹标本，因为会导致标本干燥。标本应该及时送到病理科进行处理以最大限度地避免自溶。

送检标本要根据送检目的做不同的处理。常规标本需要在手术室由临床医师用不小于送检组织体积 10 ~ 15 倍的 10%中性福尔马林缓冲液立刻固定。如标本过大，应尽快将标本切开充分固定。这样可以让病理医师观察到新鲜的病变，另一方面也免于固定不透导致标本自溶。如果有特殊要求者需用特殊的固定液固定。在淋巴组织增生性疾病中常规的方法是先做"印片"。

在固定标本前要注意新鲜标本的留取，以便做进一步的分析，如基因分析、电镜分析、原位杂交、RNA 分析或留作进一步的科研课题使用。可将需要的组织切成 1 ~ 2mm^3 的小块，置于 eppendorf 管中，做好标记，经液氮短暂处理后，置于 -80℃ 冰箱保存，同时登记于标本登记簿中。

用适当的固定液对组织进行充分的固定在标本的处理及切片制备过程中非常重要。组织未经充分的固定或经过不恰当的固定都会影响切片、染色及辅助检查的进行，但是到目前为止还没有一种能满足所有目的的固定剂，也没有一种固定剂是适合所有组织的。因此，对于每一位病理医师来说，熟悉各种不同的固定液及用法非常重要。根据固定剂的作用机制可以将其大致分为四类。醛类，如甲醛和戊二醛，通过与蛋白的交联发挥作用；氧化剂，如锇酸、高锰酸钾和重铬酸钾，也可与蛋白交联；乙酸、甲醇和乙醇都是蛋白变性剂；第四类固定液是通过形成不溶性的金属沉淀发挥作用，包括氯化汞和苦味酸。可以根据组织的类型以及后续实验如特殊染色、免疫组织化学、电镜和原位杂交等选择适当的固定液。

福尔马林（透明）：10%中性福尔马林缓冲液（4%甲醛）是目前大多数病理科采用的标准固定液。它适用于大多数特殊染色及免疫组织化学染色，但要求组织固定的时间不能太短（<30min）或太长（>24h）。但由于福尔马林能去除水溶性物质如糖原，所以不适合扫描电镜组织的固定。经过福尔马林固定的组织收缩现象不明显，如果发生收缩则多半是由于组织本身的原因造成的，如胃肠道的外层平滑肌在固定后相比活体状态可收缩57%，要避免这种现象，可以将标本钉在小木板上。

戊二醛（透明）：常用的电镜固定液戊二醛是穿透最慢的固定液之一。组织应切成$1mm^3$的方块，并迅速放入预冷的戊二醛中。戊二醛在使用前需置于4℃冰箱预冷。

乙醇（透明）：乙醇（70%～100%）很少被用作首选固定液，它通常用在保存固定组织中的糖原或一些免疫组织化学实验中。100%的乙醇可用于固定可疑痛风患者的滑膜组织，因为尿酸盐结晶在含有水的固定液，如福尔马林固定液中会溶解。乙醇的组织穿透力很慢，且易从组织中吸收水分以致组织变性，从而使组织过硬、皱缩以及细胞变形。乙醇还可以溶解脂肪，因此在髓鞘和脂类染色中不能使用。

Carnoy's 液（透明）：是一种包含乙醇、氯仿和冰醋酸的固定液，它可以快速固定组织并可以很好地固定糖原、浆细胞和核酸。由于作用迅速，一些实验室采用 Carnoy's 液固定那些需要快速处理的活检组织。

B5（透明）：含有氯化汞、乙酸钠和福尔马林。可以很好地固定细胞核，对淋巴瘤的诊断很有用，可以常规用于固定淋巴结、脾脏和其他怀疑淋巴组织增生性病变的组织。含汞的固定液沉淀蛋白但与蛋白结合不紧密，因此抗原性保存得很好。这类固定液需要现配现用。

Zenker's 乙酸固定液（橙色）：含有氯化汞、乙酸和重铬酸钾盐，是一种很好的固定液，但价格昂贵。常用于肾脏、骨髓、淋巴结和睾丸活检标本的处理。能够很好地保存横纹，所以在软组织肿瘤可疑有肌源性分化时可以采用该固定液。固定后组织需要在组织学实验室进行特殊的处理（碘处理以去除汞）。过分固定可以使组织变得非常硬，因此不要固定超过 24h，可以转移到福尔马林缓冲液内固定。

Bouin's 液（黄色）：含有苦味酸、福尔马林和乙酸。尤其适用于固定小的活检组织，特别是睾丸活检组织。对于发现小的淋巴结是很有帮助的，因为脂肪被染成黄色，而淋巴结仍是白色。也可以用于需要脱钙的组织的固定。苦味酸与碱性蛋白的氨基酸残基作用形成苦味酸盐结晶。因此，经苦味酸类固定液固定的组织与碱性染料几乎没有亲和力，在染色前必须将苦味酸去除。苦味酸穿透组织较好，固定迅速，但也会导致细胞皱缩，固定时间不要超过 18h，可将组织转移到乙醇中。苦味酸能导致 DNA 降解，因此需要做 DNA 分析的组织不要用该固定液。

恰当的固定方法与选择正确的固定液同等重要。恰当的固定方法要求组织充分暴露及足够的固定时间以便固定液穿透整个组织。对于大多数组织，10～15倍组织体积的新鲜固定液固定组织需要12～18h。固定效率因固定液、固定组织以及组织块的厚度不同而有差异。脂肪组织（疏水性）和纤维组织（密度高）经疏水性固定液固定时需要较长的时间。及时尽早固定是非常重要的，组织自溶非常迅速，即使是最好的固定液也只能阻止而不能逆转自溶过程。小组织在送来时常放在大于10～15倍组织体积的固定液中，大组织常常是直接浸泡在固定液中，因此为了保证充分的固定，需要将标本及时切开以使其最大限度地暴露于固定液中。有空腔或含气的组织需要切开，实性组织需要每隔5～10mm做连续书页状切开。为了保留适当的原始状态，可以将这些切除的组织钉在薄木板上浸泡于固定液中。在组织块之间放置一些纸巾或棉花以吸取更多的固定液到组织中，有利于固定充分。对于大的漂浮在固定液中的标本需要在其上覆盖一层较厚的脱脂棉，对于大的、平整且较重的标本应将脱脂棉置于容器底部和标本之间。

固定通常在室温下进行，一旦浸泡于固定剂，组织便不能用于冰冻制片，因为会产生冰晶影响观察。福尔马林固定的速度一般是1mm/h，因此应当保证足够的固定时间。一般来说，取材时切取的组织块的厚度不能超过4mm，含有脂肪或高密度纤维的组织厚度不宜超过3mm。组织与包埋盒四周至少应该有3mm的空间。将体积过大的组织塞满包埋盒常导致组织固定脱水欠佳，以至于影响后续的制片，甚至影响病理诊断。

四、取材总则

病理标本是疾病诊断的珍贵资料，病理医师必须以十分严谨的态度对待每一个标本，以十分认真、科学的精神检查、处理每一个标本。对一个标本，首先应认真核对其来源病人的姓名、性别、年龄，尤其是标本来源及标本的件数。核对不能有半点的马虎，以防出现低级错误。

取材之前认真检查标本是极其重要的。仔细观察标本的大体特点，明确哪里是病变，哪里是切缘，病变的细微特点都要观察仔细并描写清楚。没有细致的观察就莽撞下刀，不仅破坏了标本的完整性，也很难恰当地展示病变。因此检查标本是取材的重要前提。

取材是形成病理报告的重要步骤，对每一个标本来说，只有通过恰到好处的取材，才能达到准确、全面诊断的目的。因此，要想取好材，就必须时刻想到取材的目的，即取每一块材都要想到其在诊断中的作用。在实际工作中，没有两个完全相同的标本，任何一个标本都有其独特的地方，但取材的原则是相同的。再复杂的标本，只要明确其中包含哪些结构、清楚其病变的位置、大小、范围，按诊断需要取材即可。

实际上，我们也经常遇到复杂标本和少见标本。只要遵循下列步骤，各种标本基本都能妥善取材。第一，标本定位，依靠临床医生提供的基本信息、解剖部位及取材者的经验，有不明之处先不要切标本，及时与临床医生联系；第二，切开标本，墨汁标记切缘，暴露病变，检查并按标准取材，取材结束后正确存放标本；第三，大体描写，有逻辑、真实、简洁，标注取材部位，索引切片；第四，标本取材，有目的，有选择地取块，包括病变、切缘、淋巴结及正常组织等。

另外还要强调的是，规范只是提供了病理标本观察、处理、取材的原则，对于一个具体标本来说，依据实际具体情况具体分析是非常重要的，即根据病变的不同，应采取最佳的视角切开标本，展示病变，进而达到最理想的取材和正确完美诊断的目的。

第二章　病理大体标本摄影

1. 将标本用水轻轻冲洗，洗去表面的血渍及污物。

2. 标本应置于大体翻拍架上，四角灯光要均匀，背景色泽反差鲜明，在标本旁放好比例尺及标本编号。

3. 将照相机固定于标本上方，使用"近拍"模式，按动快门。标本架最好放在自然光源充足的地方，或在标本架下安装灯箱，以提高背景的亮度。尽量避免使用闪光灯，使局部亮度增高，会反衬背景暗淡，标尺及编号不易看清，而且有可能引起反光。在光源不足的情况下，可通过延长曝光时间来增加亮度，照片的亮度要均匀、自然。

4. 按照正常解剖关系放置标本，充分显示病变部位的表面及切面情况，特别是与周围正常组织的解剖关系。空腔脏器需先钉板固定，展平后方可照相。

5. 对于一些内分泌肿瘤，新鲜标本固定后颜色会发生显著改变，最好在固定前后均照相，以保留完整资料。

第三章　呼吸系统病理标本的检查及取材规范

第一节　喉

观察与固定

喉切除标本主要见于喉部的恶性肿瘤，喉切除术主要有三种类型：半喉切除术、声门上喉切除术和全喉切除术。半喉切除术是沿甲状软骨中线切开，并将甲状软骨及其相应的真假声带和喉室一并切除；声门上喉切除术是沿喉室水平线切除上半部喉；全喉切除术是切除整个喉，包括上部喉环。

通常喉部标本送检时，首先应对照标本送检申请单核实标本的类型及份数，是否一同送检根治性颈部切除标本。一般而言，临床手术医师会将喉部标本和颈部清扫标本分别标注一起送检。取材前，先观察送检标本是全喉还是部分喉。确定送检标本类型后，仔细观察标本的方位，会厌软骨根部为前上位置，或根据舌骨、甲状软骨方位来定位前后，骨性标记为前方。

沿后部正中打开喉，用大头钉将其固定在软木板上，使之保持开放状态。在打开、钉板、固定的过程中尽量不要用力触碰黏膜面，以避免喉黏膜向喉腔外生的肿瘤被碰碎。

将标本充分置于10%中性福尔马林缓冲液中固定过夜。

标本经充分固定后，第二天取材前首先观察及描述、照相，并用不同颜色的墨汁标记标本的切缘。

以全喉标本为例，首先观察送检标本是否为完整的喉全

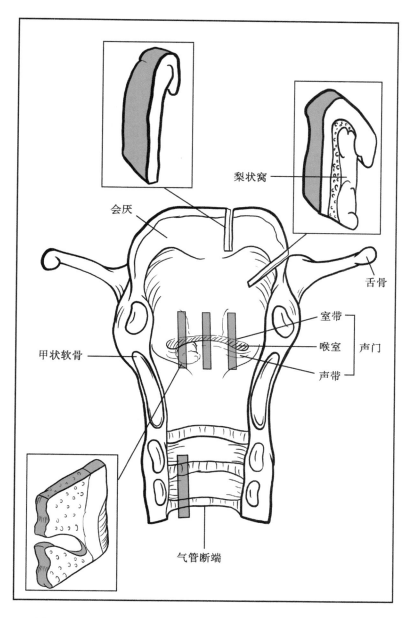

梨状窝

会厌

舌骨

室带

喉室　声门

声带

甲状软骨

气管断端

图 3-1　从后部正中打开的全喉，标示各解剖位置及取材部位

部，上部为会厌，下部为气管环，前方有无舌骨和甲状腺，并测量喉的上下、左右径，会厌软骨、舌骨、甲状软骨大小，下附气管长度及直径，附带甲状腺大小及甲状旁腺大小（如果一并切除）。

重点观察喉腔内肿物的特征，先辨认前联合、室带、喉室和声带，根据上述解剖结构观察黏膜面异常的区域，应先明确肿瘤的部位，是位于声门、声门上区、声门下区还是穿透声门、声门上下区均受累；大体上肿物是位于中线一侧还是穿过中线；大体形态，黏膜异常处距会厌根部及气管断端的距离，是外生性肿物还是内生性（外生肿物的大小，高出黏膜的高度，肿物表面的情况，是比较光滑还是乳头状或菜花状，颜色及有无出血；内生肿物黏膜表面异常区域的面积，表面有无溃疡形成，溃疡深度），浸润的深度（在取材时纵向切开喉部，特别是肿瘤处，仔细观察肿物切面的情况并描述肿物切面颜色、质地、有无出血及坏死、与周围正常组织的边界以及有无喉外蔓延的存在，骨质有无破坏，甲状腺有无受累），周围相对正常黏膜的情况，特别是相对正常声带的情况（如观察有无声带小结等情况，并如实进行描述）。

根据肿物部位的不同，描述的侧重点略有不同。对于声门区的肿瘤，应着重描述受累声带的长度，前或后联合有无受累，扩展到喉室的情况，按照声带上缘测量声门下扩展的程度。对于声门上区的肿瘤，应观察有无附带舌骨，肿瘤是位于舌骨水平上还是舌骨水平下，有无室带的浸润，杓会厌襞、梨状窝有无受累，会厌前间隙有无受累。

如附带颈部清扫标本，请参照第十五章颈部廓清术取材规范。

观察描述后，应对大体标本进行照相，画大体图并用墨汁（最好能多种颜色区分不同部位切缘）标记切缘，主要应标记的切缘包括舌根部切缘、梨状窝切缘、气管切缘及前、后软组织切缘。

取材

肿瘤：取材3~4块。穿过肿瘤纵向切开喉部，并每隔3~5mm平行切开，保留一端有少许组织连接。仔细观察浸润最深处，取一条组织，包括肿瘤上下端交界的部分正常区域，全部包埋。并观察不同质地的区域，分别取材。

瘤周组织：双侧室带、喉室及声带，纵向各取一块；会厌及会厌前间隙，纵向各取一块（特别是声门上型肿瘤）；前联合取一块；甲状软骨、环状软骨及舌骨各取一块，骨组织应在5%的硝酸中浸泡脱钙，用大头针可以扎入时开始冲水，至少冲水2h去酸。如有甲状腺及甲状旁腺，应在可疑浸润处各取一块。如有气管造口，应在造口可疑处取材。

切缘：下切缘（气管断端）取材一块，纵向取距肿瘤最近处，断端处用墨汁标记；上切缘（舌根切缘）取材一块；左右梨状窝及杓会厌襞各取一块；前后软组织切缘，距肿瘤最近处各取一块。

淋巴结：喉周围软组织中找淋巴结，小者全部包埋，大者切取切面包埋；如送检颈部清扫标本，应分组取材，至少应找到40个淋巴结。

报告格式及内容

肿瘤性质，浸润深度，左右声带、室带及喉室受累情况，会厌、舌骨、甲状软骨、环状软骨及甲状腺受累情况，各切缘情况（下切缘、前后切缘、舌根切缘、左右梨状窝及后环状软骨切缘），淋巴结有无肿瘤转移（分组交代）。

示例

全切喉，大小 7.9cm×5.1cm×3.6cm，已被临床沿后壁打开，左侧声带黏膜可见一灰白粗糙区，面积 0.4cm×0.3cm，左侧室带及前联合黏膜可见一灰褐区，面积 1.5cm×1.2cm；纵行切开喉壁，切面左喉室下方声带粗糙区下可见一肿物，肿物大小约 2.8cm×1.2cm×1.1cm，灰白、实性、质硬，向上侵及室带及前联合下方，向前侵透甲状软骨并越过中线向右侵及右侧声带黏膜下方组织，紧邻前切缘，肿物与周围组织分界欠清。右声带、室带黏膜面未见特殊，双侧梨状窝及会厌未见特殊。附甲状腺组织一块，大小 4cm×2cm×1.4cm，切面灰红、实性、质中，未见肿物累及；喉周找到淋巴结样组织 3 枚，直径 0.5～0.7cm。

喉高分化鳞癌（穿透声门型），累及左侧声带、室带、喉室、前联合及右侧声带黏膜下，侵透甲状软骨；甲状腺、左右梨状窝、会厌软骨、环状软骨、舌根切缘及下切缘未见病变；淋巴结未见转移癌（喉周 0/2）。

第二节　肺

一、肺切除术

观察与固定

肺切除术包括肺段切除术（切除被划分在不同肺叶的 18个肺段的一段或一段以上）、肺叶切除术（切除 5 个肺叶中的一叶或一叶以上）和肺切除术（切除一侧全肺）。

因肿瘤而进行的肺切除标本，比较常见的原因是原发于肺和支气管的上皮性或间叶性肿瘤及转移到肺的恶性肿瘤。通常送检标本包括完整的肺叶（依据肿瘤累及肺叶的情况不同，可送检五个肺叶中的一叶或一叶以上）及相应的各组淋巴结（一般临床送检医师已分别标注）。

病理医师接到标本，首先应仔细阅读病理标本申请单，明确送检的内容，是左肺还是右肺，是一叶肺还是多叶肺，肿瘤大致位于肺部何处等情况。核实标本份数及内容与申请单完全一致后，开始观察标本。

以一叶肺标本举例，首先应辨别标本的方位，通常血管在支气管的前方，上叶肺可见明确的尖部，下叶肺可见膈面，外侧面可见肋骨的压迹。

检查肺叶表面情况，肺膜是否光滑，有无粘连痕迹，有无缺损，有无肺膜增厚区域，有无隆起的区域，有无纤维化，有无纤维素性渗出及有无出血区域。观察肺膜情况之后，测量肺叶的大小（上下径、左右径、前后径），并记录肺膜异常发现，准确记录肺膜异常区域距离支气管断端的距离，位于肺膜的外侧面还是内侧面，异常区域的面积、颜色、硬度和厚度。

观察支气管情况，管腔是否通畅，有无分泌物流出，有无肿瘤性占位及管壁增厚区，并用墨汁标记支气管断端。如支气管没有上述的情况，可直接用探针插入气道内以引导用刀的方向，最好选用相对较细的探针，每个气道分支插入两根，沿四根探针形成的两个平面之间用刀打开肺组织至紧邻肺膜处，留取少许连接的组织以保留切片间的关系。与此切面平行，间隔约1cm，从支气管对侧肺膜书页状切开肺组织，切片之间留取少许连接组织。

观察肿瘤的具体情况，最好明确位于的具体肺段，是中央型还是外周型肿物，仔细观察并测量肿物的大小，观察肿瘤的颜色、质地、有无坏死、有无空洞，与周围肺组织、肺膜和支气管的关系，并测量肿物距支气管断端的距离和距肺膜的最近距离。观察肿瘤以外的肺组织，周围肺组织中有无肿瘤的卫星结节，记录大小及数量、颜色、质地等情况；非肿瘤性肺组织切面的情况，观察有无实变区域，有无出血区域，有无梗死区域等异常情况并记录。

观察打开的支气管情况，气道全程是否有管壁增厚区域，气道内是否有占位性病变，有无异常分泌物，如发现异常则如实描述并记录。

如果支气管管腔内有占位，应试探性的插入探针，切忌强行将探针插入而破坏肿瘤主体，原则上仍应沿支气管打开肺组织。打开肺组织后，观察支气管管腔内肿物的大体类型，是腔内生长型还是管壁浸润型，管腔有无闭塞，管壁受累长度，直径，管周肺组织有无浸润，测量肿物大小、颜色、质地及浸润肺组织的范围，与周围肺组织的边界。

将肺门及支气管周围的淋巴结分离，测量大小并观察切面情况，包括颜色、质地。

将标本充分置于10%中性福尔马林缓冲液中固定过夜。

因肺的非肿瘤性疾病而进行的肺叶切除术，多见于肺炎（如肉芽肿性炎、间质性肺炎、机化性肺炎等）、支气管扩张、脓肿、囊肿性疾病、支气管肺隔离症等疾病。在处理上与肿瘤性病变原则相同，不同之处在于非肿瘤性病变根据病变不同，观察的侧重点不同。例如支气管扩张症观察的重点在于支气管囊性扩张的程度，扩张的支气管树是否延伸到肺膜，扩张的支气管壁的增厚及黏膜面有无溃疡和腔内有无分泌物，扩张支气管周围肺组织的变化，有无实性变及脓肿形成，肺膜有无增厚。根据观察如实记录。而对于支气管肺隔离症的肺叶切除标本，观察重点应该是肺实性占位区域（隔离肺区域）的位置，与支气管有无相通，寻找隔离肺区域有无独立的血液供应，因标本离体，寻找血供相对困难，可请临床大夫一同观察标本，或请手术大夫术中系线将独立血供标记；观察隔离肺区域范围、大小、颜色、质地及与周围肺组织关系，切面是否为囊实性及囊性区域的大小。肺结核等病变时应仔细观察病变区有无黄色坏死区域，有无纤维化空洞形成，有无粟粒结节形成，支气管有无扩张，胸膜有无增厚等情况，对于肺门及支气管周围的淋巴结，应观察有无黄色坏死区域等相应病变存在。

取材

1. 肿瘤性病变取材

肿瘤：病变取材 3～4 块。取肿瘤不同质地和颜色的区域，肿瘤紧邻支气管或侵犯支气管时其中 1 块显示肿物与支气管的关系，肿瘤紧邻肺膜或侵犯肺膜时其中 1 块显示肿物与肺膜的关系。如果周围肺组织中有卫星结节，应一并取材。肿瘤坏死严重或有空洞形成时应尽量取材坏死不严重的周边区域，以便镜下明确组织学类型。如果为支气管腔内生长的肿瘤，应取材显示与支气管壁的关系，侵入肺组织的区域应取材。

非肿瘤性肺及肺膜：取 1～2 块组织。如果肿瘤周围肺组织及肺膜大致正常，取 1 块远端肺组织含肺膜即可。如果周围肺组织有异常发现，如实变区或纤维空洞区域，应酌情取 2～3 块。

以上取材最好选取肺部的一个大切面，尽量保持肺切除

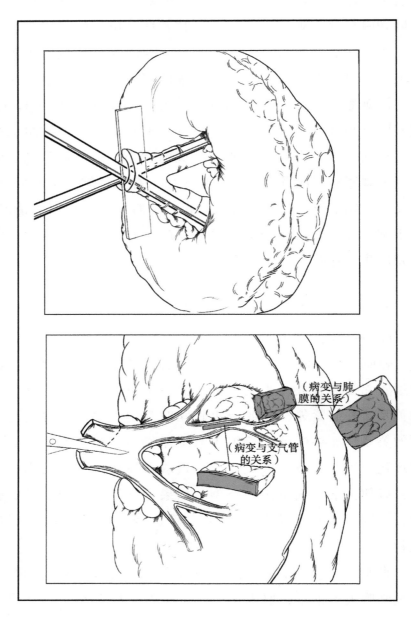

图 3-2　肺叶切除标本。沿支气管打开肺，肺内可见一结节，需取
　　　　材结节与肺膜及支气管的关系

标本的完整性，如果典型病变区域分别位于不同切面，应根据病变取材需要不同切面取材。

支气管切缘：沿支气管长轴取长度约1cm的纵行支气管壁，取材时选取肿瘤距支气管断端最近处。

淋巴结：肺切除标本中肺门及支气管周围的淋巴结全部取材，小的淋巴结（直径<3mm）原则上每个蜡块中不超过5个，较大的淋巴结应切取切面进行包埋。其他区域淋巴结临床已标注部位送检，依次取材即可。

2. 非肿瘤性病变取材

病变：取材3~5块。取病变不同质地和颜色的区域，至少其中1块显示病变与支气管的关系，如为支气管为主的病变，应围绕支气管多取材。1块显示病变与肺膜的关系。如果肺膜有明确增厚异常区域，应一并取材。至少有1块能显示病变与正常非组织的组织交界处。

非病变处肺及肺膜：取1块组织。

支气管切缘：沿支气管长轴取长度约1cm的纵行支气管壁。

淋巴结：肺门及支气管周围的淋巴结全部取材。

报告格式及内容

器官名称；病变性质（如为肿瘤应注明类型及分化程度）；有无支气管侵犯；有无肺膜侵犯；支气管断端有无受累；脉管内有无瘤栓；淋巴结情况（如为肿瘤应分部位报告淋巴结有转移肿瘤的数目与淋巴结数目的比例，如为结核应报告淋巴结有结核的数目与总淋巴结数目的比例）。

示例

切除右下叶肺，大小11cm×6cm×3cm，表面肺膜大部分光滑，距支气管断端5cm处肺门对侧可见肺膜粗糙变白增厚区，增厚区面积2cm×1cm；沿支气管切开肺，距支气管断端4cm后底段肺膜下可见一灰白肿物，肿物大小2cm×2.4cm×2.6cm，切面灰白、实性、质硬，中央可见一灰黄坏死区，坏死区直径0.5cm，肿物与周围肺组织分界欠清，肉眼侵及胸膜，未累及支气管；肿瘤周围肺组织未见特殊，灰红、实性、海绵状。

右下肺后底段中分化腺癌，累及肺膜，未累及支气管，支气管断端未见癌；淋巴结未见转移癌（肺门0/8）。

二、肺部分切除术

观察与固定

部分肺切除可见于肿瘤性及非肿瘤性病变。

部分肺组织切除术，送检肺组织一般为楔形，一侧为手术缝钉。

首先观察送检部分组织肺膜情况，肺膜是否光滑，有无粘连痕迹，有无缺损，有无肺膜增厚区域，有无隆起的区域，有无纤维化，有无纤维素性渗出及有无出血区域。观察肺膜情况之后，测量送检部分肺组织的大小（上下径、左右径、前后径），并记录肺膜异常发现，准确记录肺膜异常区域距离缝钉的距离，异常区域的面积、颜色、硬度和厚度。

紧邻缝钉边缘将缝钉处的一条肺组织剪去，用墨汁标记边缘肺实质。

如为肿瘤性病变，用手触摸肺组织定位肿瘤，判断肿瘤是否与肺膜相关，肿瘤大致的大小和位置、硬度。经过触诊判断，如肿瘤与肺膜不相连，表面肺膜光滑无增厚，从去除缝钉的边缘肺实质一侧以5~10mm间隔沿最大面切开肺组织，观察肿瘤的具体情况，仔细观察并测量肿物的大小，观

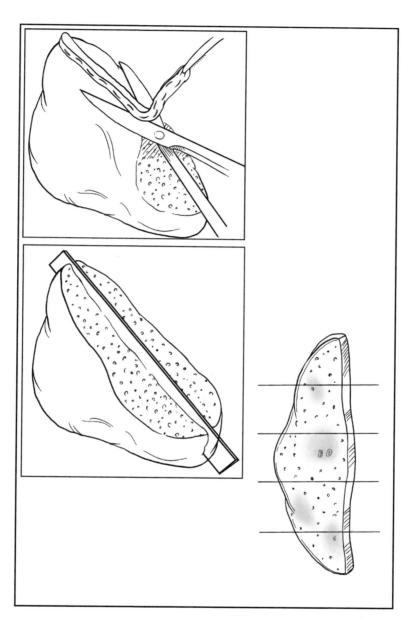

图 3-3　部分肺叶切除。去掉缝合的钢丝后沿最大面打开，全部取材

察肿瘤的颜色、质地、有无坏死、有无空洞，与周围肺组织、肺膜关系，并测量肿物距肺膜的最近距离。观察肿瘤以外的肺组织，周围肺组织中有无肿瘤的卫星结节，记录大小及数量、颜色、质地等情况；非肿瘤性肺组织切面的情况，观察有无实变区域，有无出血区域，有无梗死区域等异常情况并记录。

经过触诊判断，肿瘤与缝钉两侧肺膜关系密切，表面肺膜有异常改变时，可根据情况，从去除缝钉的边缘肺实质一侧以 5～10mm 间隔书页状横行切开肺组织以便更好的暴露与肺膜的关系。

随着胸腔镜在临床上的应用及进展，弥漫性肺疾病经胸腔镜和开胸肺活检标本越来越多，对于弥漫性肺疾病术前需要呼吸内科、胸外科、放射科和病理科共同讨论，根据不同病变，选取最佳活检部位。一般要求于 2～3 个不同部位各取一块肺组织。标本沿最大面自切缘向肺膜方向切开，观察描述病变的大小、颜色、质地，有无空洞形成及与肺膜和周围肺组织的关系；取块时应全部取材。

将标本充分置于 10% 中性福尔马林缓冲液中固定。

取材

1. 肿瘤性病变取材

肿瘤：病变取材 2～3 块。取肿瘤不同质地和颜色的区域，其中 1 块显示肿物与肺膜的关系。如果周围肺组织中有卫星结节，应一并取材。

非肿瘤性肺及肺膜：取 1～2 块组织。如果肿瘤周围肺组织及肺膜大致正常，取 1 块远端肺组织含肺膜即可。如果周围肺组织有异常发现，如实变区或纤维空洞区域，应酌情取

1～2 块。

2．非肿瘤性病变取材

（1）局灶性病变

病变：2～3 块。取病变不同质地和颜色的区域，其中 1 块显示病变与肺膜的关系。1 块显示病变与周围正常肺组织的边界。

非病变处肺及肺膜：取 1 块远端肺组织含肺膜即可。

（2）弥漫性病变

如果临床怀疑肺间质性疾病，开胸肺活检，去除缝钉后沿最大面自切缘向肺膜方向切开，全部取材包埋。

报告格式及内容

病变性质（如为肿瘤，类型及分化程度）；肺膜情况（如为肿瘤，有无肺膜侵犯）。

示例

切除部分肺组织，大小 3 cm×2 cm×2 cm，表面肺膜大部分光滑，一侧附手术缝钉。书页状切开肺，距肺膜 1 cm 处切面可见一灰白占位，大小 1 cm×1 cm×0.7 cm，灰白、实性、质硬，肿物与周围肺组织分界欠清，肿瘤周围肺组织未见特殊，灰红、实性、海绵状。

肺中分化腺癌，未累及肺膜。

第四章　消化系统病理标本的 检查及取材规范

第一节　食　　管

观察与固定

食管切除术多因肿瘤性病变而进行。切除的范围取决于病变的类型及部位。多数食管切除标本为部分食管，有的还包括贲门及少许胃。

病理医师接到标本，应首先辨别标本的方位。食管切除标本解剖结构简单，是一个直的肌性管腔，标本的定向并不困难。检查食管的表面，记录异常发现。

测量并记录切除食管的长度。分离食管周围的软组织，以寻找淋巴结。

确定肿瘤的位置，一般食管较硬的区域通常是浸润性肿瘤的位置。然后在其对侧从标本的一端至另一端打开食管腔。切忌直接经肿瘤切开标本，因为它破坏了肿瘤的外观和肿瘤与周围结构之间的关系。

打开食管腔，测量并记录切除食管的周径。检查食管壁及黏膜的情况。发现阳性病变时，描写病变确切位置、大小、形状、表面特征、与食管壁之间的关系等，若为溃疡性病变时，描写深度、底面情况、周边高度及周围黏膜情况。如果肿瘤不明显，努力寻找以前活检的位置，它有可能并不明显。检查黏膜局灶性出血、溃疡、瘢痕和皱褶的区域。

食管周围软组织找淋巴结，并记录数量及大小。

将标本平坦地固定在木板上，置于充分10%中性福尔马林缓冲液中固定过夜。

取材

标本固定后，沿肿瘤全层和其下方的食管壁组织沿长轴切开，以判断肿瘤侵犯的深度。肿瘤组织充分取材。不同质地、颜色等区域分别取材。至少1块应包含全层厚度肿瘤及食管组织，以判断肿瘤侵犯的最深层次。切取能够显示肿瘤与邻近黏膜关系的组织。切取远侧和近侧手术切缘各1块，沿食管长轴距肿瘤最近处纵向切取。全部淋巴结均需取材。

如果可疑早期食管癌，可疑病变处及周围1~2 cm范围内的组织需全部取材并进行标记。送包埋的组织面要为同一方向的组织面。

报告内容及格式

报告的内容需包括送检器官；肿瘤的分化程度和组织学类型；肿瘤的最大浸润深度、浸润到哪一层（固有膜、黏膜下层、肌层、外膜）；手术切缘是否受累；淋巴结是否转移。

示例

切除食管一段，长7.5cm，周径2.5~3.5cm。沿肿瘤对侧打开食管，距一侧断端1.2cm，另一侧断端3.8cm可见一溃疡型肿物，面积2cm×1.5cm，深0.3~0.4cm，高出周围黏膜0.3 cm。溃疡切面灰白、实性、质硬，肉眼见侵及肌层。食管周少许脂肪组织中找到淋巴结样组织7枚，直径0.4~1cm。

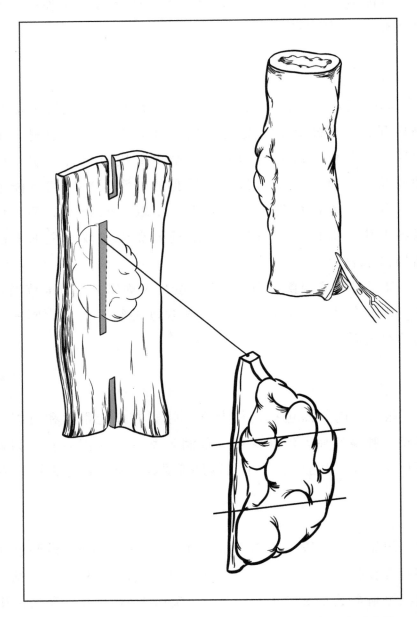

图 4-1 食管肿瘤取材。沿肿瘤对侧打开食管壁，钉板固定后取材肿瘤及断端

食管中–低分化鳞癌，侵及深肌层，两断端未见癌；淋巴结转移癌（食管周4/7）。

第二节　胃

观察与固定

胃标本根据病变的不同可以进行全胃和部分胃切除术。部分胃可能因胃溃疡而切除，肿瘤则可能切除全胃甚至包括其邻近器官。不管标本的大小和形状如何，病理医师首先要做的依然是辨认标本的方位。常规用胃大弯和小弯为标记确定胃标本的方位。宽而向外凸起的面是胃大弯，向内向下凹的面是胃小弯。另外还可以根据胃的四个分区，即贲门、胃底、胃体、胃窦确定胃标本的方位。贲门是胃的近端，胃底是胃的穹隆形区域，胃体是胃的最大分区，胃窦是胃的远端，包含幽门括约肌。这些分区的解剖分界在未剖开的标本并不明显，一旦剖开，胃体胃窦之间的界限很容易识别。胃体有显著的皱襞，而胃窦黏膜相对平坦。确定好方位后找到上下切缘，分离胃大弯和小弯的网膜组织，不要丢弃这些脂肪，放在旁边做好标记，待处理完标本之后找淋巴结。常规沿胃大弯打开胃，当肿瘤位于大弯侧时，可以沿小弯侧打开。

打开胃，仔细检查胃的三层结构（黏膜、胃壁、浆膜）。观察黏膜的颜色，皱襞是否清楚，有无变厚或消失。发现阳性病变，描写病变确切位置、大小、形状、表面特征、与胃壁之间的关系等，若为溃疡性病变时，描写深度、底面情况、周边高度及周围黏膜情况。注意那些有助于区分癌和良性溃疡的特征，前者边缘不规则增厚、底部粗糙、污秽，周围胃皱襞消失。后者表现为边缘光滑、胃皱襞未破坏、底部干净。

接下来检查并描述胃壁与浆膜。胃壁是否有结节，是否有弥漫增厚或局部变硬。浆膜是否存在病变。观察描述完毕后，用大头针将标本平放固定在木板上，充分置于10%中性福尔马林缓冲液中固定过夜。

胃大弯、胃小弯侧脂肪组织中找淋巴结，记录数量及大小。

取材

因肿瘤切除的胃标本固定后，在肿瘤浸润最深处沿长轴切开，判断肿瘤侵犯的深度。肿瘤组织充分取材。不同质地、颜色等区域分别取材。至少1块为全层厚度肿瘤及胃壁组织，以判断肿瘤侵犯的最深层次。切取能够显示肿瘤与邻近黏膜关系的组织（常规1块）。切取远侧和近侧手术切缘各1块，距肿瘤最近处纵向切取。未被病变累及的胃常规取1块。全部淋巴结均需取材。

因溃疡切除的胃标本固定后，取材与肿瘤性病变基本相同。

随着电子内镜的发展，胃癌的早期病变比例明显增高。标本固定并切开后观察切面，发现病变未侵犯肌层（黏膜下层与肌层之间可活动），高度提示病变为早期胃癌。拍照留底后要谨慎取材。可疑病变处及周围1~2 cm范围内的组织需全部按顺序取材并进行标记。送包埋的组织面要为同一方向的组织面。取材后需要与原标本等比例打印出大体照片，按照取材顺序在照片上画图。切片阅读时用记号笔在每一张切片上标记出癌的起止点位置，然后画在大体图上，点连成线，勾勒出肿瘤的具体大小。

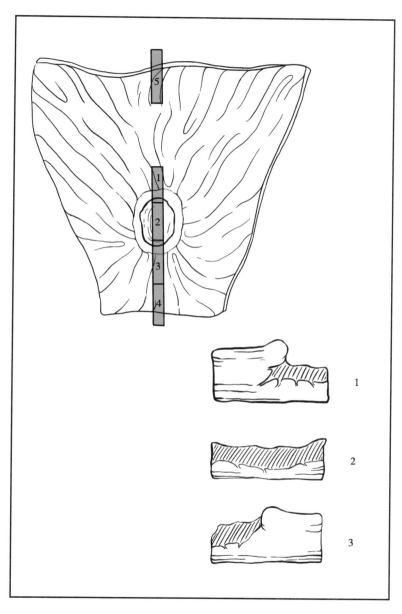

图 4-2　胃癌取材。沿大弯侧打开胃，钉板固定，取材肿瘤及断端

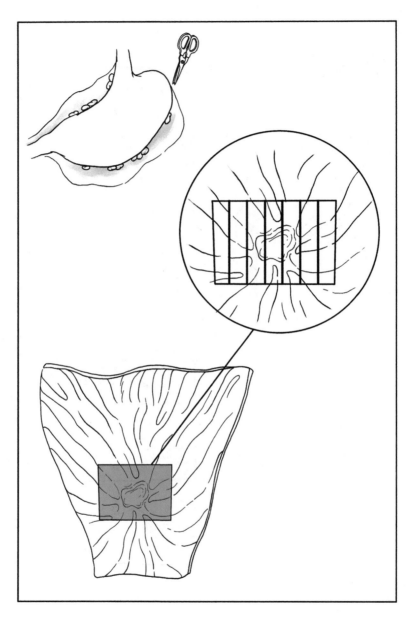

图 4-3　早期胃癌的取材示意图。病变周围 1cm 范围全部取材，标
　　　　好位置

报告内容及格式

报告的内容需包括送检器官；肿瘤的分化程度和组织学类型；肿瘤的最大浸润深度、浸润到哪一层（固有膜、黏膜下层、肌层、浆膜）；手术切缘是否受累；淋巴结是否有转移。

示例

全胃切除标本，大弯长 25.5cm，小弯长 15 cm。紧邻食管断端，距下切缘 9.5cm 处可见一溃疡隆起形肿物，面积 6cm×6cm，溃疡深 0.6cm，边缘高出周围黏膜 0.9cm，切面灰白、实性、质稍硬，肉眼见侵透肌层达周围脂肪组织。大弯侧找到淋巴结样组织数枚，直径 0.2～1cm；小弯侧找到淋巴结样组织数枚，直径 0.2～1.5cm。

胃低分化腺癌，部分为印戒细胞癌，侵透胃壁深肌层达周围脂肪组织；食管断端及胃断端未见癌；淋巴结转移癌（小弯 7/10，大弯 2/21）。

第三节　大、小肠

一、结肠息肉标本

观察与固定

电子内镜下切除消化道息肉是病理科最常见的标本之一。临床及病理医师都关心同样的问题：息肉的性质、是否有癌变、是否有浸润、蒂部是否干净。确定息肉的方向，最重要的是找到蒂部。因此描写这样的病变时，先强调息肉状病变，再描写形状、蒂的形状、大小及周围黏膜情况。标本置于10%中性福尔马林缓冲液中充分固定。

值得注意的是，当息肉较大，蒂部较宽，不能息肉切除时，有时会选择内镜下黏膜切除。这一类标本在胃黏膜上皮内瘤变甚至早期胃癌时也可遇到。在这里我们统一描述。黏膜切除后，临床会马上用大头针固定在泡沫上，保持标本的平整便于取材，又不容易卷曲。描述黏膜的大小，观察黏膜表面是否有息肉及其大小、颜色、质地，蒂部情况、与各个切缘之间的距离等。固定超过 12h 后取材。

取材

直径很小的标本，我们直接全部取材。直径大的息肉标本，固定后标本三等分，中间一片加上两个侧面，中间片贯穿息肉头部和蒂部。全部取材。

黏膜切除的标本，每隔 0.2cm 切一片，全部取材。包含了病变、底切缘及各个侧切缘。

报告内容及格式

报告息肉的组织学类型、切缘情况。

示例

息肉样物一枚，大小 1.2cm × 1cm × 0.8cm，表面呈细乳头状，一侧可见蒂部，直径 0.4cm。切面灰粉、实性、质中。

（乙状结肠）结肠腺管状腺瘤，蒂部未见特殊。

二、因良性病变进行的大、小肠切除标本

观察与固定

因良性病变进行的大、小肠切除标本，比较常见的原因是 Crohn's 病、肠结核、溃疡性结肠炎、肠梗死等。

肠管的结构简单，病理医师接到标本后，首先要区分大、小肠。大肠有较大的直径，纵向的肌肉带（结肠带）、结肠袋和肠脂肪垂。除此之外，小肠有完整黏膜皱襞环绕肠壁，而大肠的皱襞是不连续的。盲肠常常容易识别，可用来确定升结肠的起点。横结肠有较大的肠系膜根部，而乙状结肠有相对短的肠系膜根部，直肠表面缺乏腹膜的被覆。

描写的第一步是列举标本包含的不同结构和它们的大小。然后分离肠系膜脂肪组织。不要丢弃这些脂肪，放在旁边，待处理完标本之后找淋巴结。在新鲜的标本中找淋巴结很容易。沿肠系膜对侧打开，冲洗黏膜表面的粪便。然后观察黏膜，是否有水肿、出血、溃疡（线形或横向、深度），有无息肉及裂隙。观察肠壁是否增厚（局部或弥漫性），狭窄或坏死。浆膜面是否有纤维素、脓性分泌物附着。有无粘连。有无憩室，大小和数目。观察描述完毕后，用大头针将打开的肠平坦地固定在木板上，充分置于10%中性福尔马林缓冲液中固定过夜。

肠系膜脂肪组织分小肠周和大肠周两组找淋巴结，记录数量及大小。

取材

阳性病变处取材。切取远侧和近侧手术切缘各1块，沿肠管纵向切取。未被病变累及的肠常规取1块。全部淋巴结均需取材。肠梗死的标本肠系膜血管取材。

报告内容及格式

报告的内容需包括送检器官；主要病变、手术切缘和淋巴结。

示例

切除部分小肠及结肠，小肠长 12cm，周径 2.5cm，回盲部及部分结肠长 18cm，周径 3~5.5cm。沿肠系膜对侧打开肠管，结肠黏膜可见两处溃疡，溃疡间黏膜大致正常。较大溃疡距小肠断端 13cm，距结肠 12cm，位于回盲部，范围 5cm × 6cm。底部污秽，周围部分黏膜见多个息肉样隆起，直径 0.3~1cm。另一溃疡距此溃疡 3cm，面积 2.8cm × 2.5cm。附阑尾长 4cm，直径 0.6~0.8cm，切面管腔可见。

小肠系膜脂肪组织中找到淋巴结样组织 2 枚，直径 0.4~0.5cm。

结肠周围脂肪组织中找到淋巴结样组织数枚，直径 0.2~0.8cm。

回盲部及结肠病变符合 Crohn's 病，两断端未见特殊；淋巴结反应性增生（小肠周 0/2，结肠周 0/7）；慢性阑尾炎。

三、因单个肿瘤进行的大、小肠切除标本

观察与固定

病理医师接到因肿瘤切除的大、小肠标本，首先要辨认是哪一段肠标本并确定标本的方位。测量大、小肠的长度和直径，然后分离肠系膜脂肪组织。不要丢弃这些脂肪，放在旁边，待处理完标本之后找淋巴结。沿肠系膜对侧打开，冲洗黏膜表面的粪便。当肿瘤位于肠系膜对侧时，沿肠系膜打开。发现肿瘤，详细描述肿瘤距上下切缘的距离、大小、形状、表面特征、与肠壁之间的关系等，若为溃疡性病变时，描写深度、底面情况、周边高度及周围黏膜情况。在描述完肿瘤后，描述其他部分的黏膜，注意有无憩室、炎症性肠病的改变、息肉和缺血性改变。现在外科和肿瘤科对肠道肿瘤

的病理报告要求越来越高，仅报告肠道断端是不够的，肠道浆膜的浸润及侧切缘情况也需要在报告中体现出来。所以处理肠道标本时，癌灶处局部的脂肪组织先不剔除，待取材侵犯最深处病变后再剔除并寻找淋巴结。侧切缘取材距离肿瘤最近的肠道侧方/系膜区脂肪组织。

观察描述完毕后，用大头针将打开的肠平坦地固定在木板上，充分置于10%中性福尔马林缓冲液中固定过夜。

肠系膜脂肪组织找淋巴结，记录数量及大小。

取材

因肿瘤切除的肠标本固定后，在肿瘤浸润最深处沿长轴切开，判断肿瘤侵犯的深度。肿瘤组织充分取材。不同质地、颜色等区域分别取材。至少1块为全层厚度肿瘤及肠壁组织，以判断肿瘤侵犯的最深层次。如浆膜包被区见肿瘤隆起，加取最隆起处或肉眼见破溃处；如浆膜包被区局部被肿瘤牵拉收缩，连带表面脂肪组织和浆膜，取材侵犯最深处。切取能够显示肿瘤与邻近黏膜关系的组织（常规1块）。切取远侧和近侧手术切缘各1块，距肿瘤最近处纵向切取。在距肿瘤最近的侧方脂肪组织处取材1块为侧切缘。未被病变累及的肠常规取1块。全部淋巴结均需取材。

报告内容及格式

报告的内容需包括送检器官；肿瘤的分化程度和组织学类型；肿瘤的最大浸润深度、浸润到哪一层（固有膜、黏膜下层、肌层、浆膜）；手术切缘是否受累；淋巴结是否有转移。如癌组织累及处距离侧切缘在1mm以内（含1mm），需报告"癌组织距侧切缘不足1mm"。

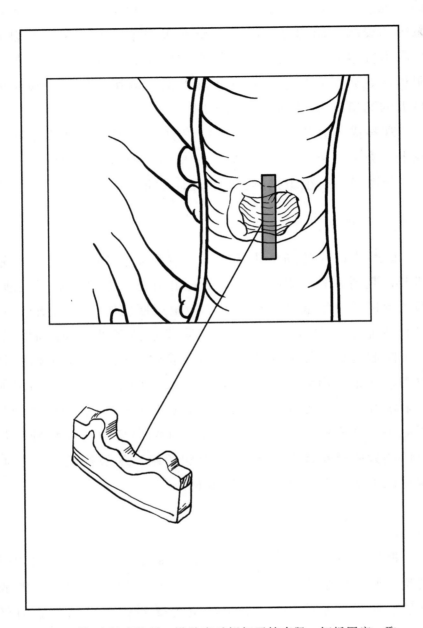

图 4-4　结/直肠癌取材。沿肿瘤对侧打开结直肠，钉板固定，取
　　　　材肿瘤及断端

示例

切除肠管一段，长12cm，周径4.5~6.5cm。沿肠系膜对侧打开肠管，距一侧断端2cm，另一断端5cm处可见一环周溃疡，面积6cm×5cm，溃疡深0.8cm，边缘高出周围黏膜0.6cm，切面灰白、实性、质硬，肉眼见侵透肌层达周围脂肪组织，未侵犯浆膜。

肠周脂肪组织中找到淋巴结样组织数枚，直径0.5~1.0cm。

（乙状）结肠高分化腺癌，侵透肠壁肌层达肠周脂肪组织，未侵犯浆膜，广泛脉管内瘤栓；两断端未见癌；淋巴结转移癌（肠周1/21）。

四、结肠家族性腺瘤性息肉病（FAP）切除全结肠标本

观察与固定

结肠家族性腺瘤性息肉病经常切除全结肠。大肠内多发性地毯样息肉，息肉少时100个以下，最多可达3000个以上，大多伴有结肠癌，并且可能不止一处癌灶。FAP切除的全结肠标本的处理和固定同前。钉板固定及拍照后，观察结肠黏膜、息肉及溃疡等病变。肉眼估计息肉数100以内需要数出具体数值，超过100可描述一个模糊的数值，如数百枚息肉。大体可疑浸润性癌的息肉，需要具体描述，描述方法同前。

取材

FAP标本取材比较复杂。既要选择性取材各种不同形态的息肉，又要取材癌变的区域。肠道两断端切缘、浆膜切缘

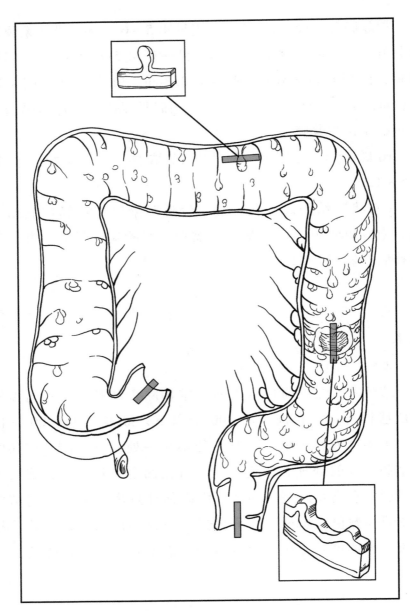

图 4-5　全结肠切除标本（FAP）。沿肠系膜对侧打开全结肠及部
　　　　分小肠，如有溃疡，必须取材。大小超过 3cm 的息肉，必
　　　　须取材

均要取材。淋巴结取材。

同上。

第四节 阑 尾

大多数标本因急性阑尾炎而切除，偶尔会发现肿瘤。阑尾的检查包括浆膜、管壁、黏膜和管腔。

首先观察阑尾的浆膜，有无渗出，粘连及穿孔。记录阑尾的长度及直径。然后切开阑尾，观察管壁的情况，有无水肿、坏疽、穿孔或肿块等。观察管腔有无扩张，有无狭窄或闭塞，腔内容物等。

常规取 3 块（若有特殊，据情加取）；

断端 1 块，中间 1 块（横切面），盲端 1 块（纵切面）。

＊注：断端沿管腔切开，以示区别！

主要病变（阑尾系膜脂肪组织不能剔除）

切除阑尾一条，长 8.5 cm，直径 0.5 ~ 1.0 cm。浆膜暗褐色，附脓苔，切面管腔部分闭塞。

急性化脓性阑尾炎及阑尾周围炎。

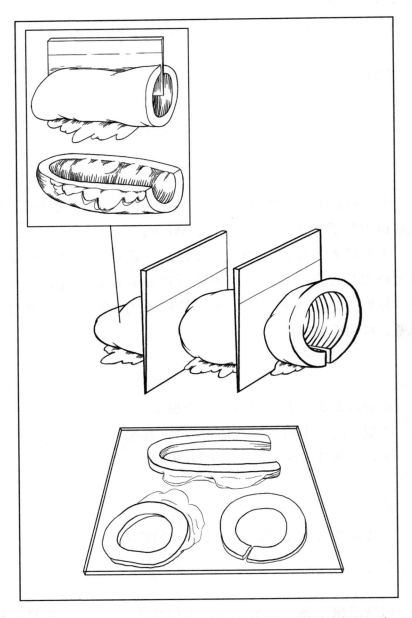

图 4-6　阑尾切除标本。阑尾切缘的组织块要打开管腔为标记。注意阑尾周围的脂肪组织不要剔除

第五节　肝

一、细针穿刺及楔形切除活检标本

细针穿刺活检标本应全部包埋，楔形切除标本应垂直于被膜每0.2cm切一片间隔取材。

二、部分肝切除术标本

观察与固定

1．肝摆好位置，并测量大小。

2．观察肝脏表面被膜是否光滑，有无缺损，有无皱缩或隆起；找到肝切缘（粗糙面）并用墨水标记。

3．垂直于切缘沿最大面切开肝组织，并平行于最大面每隔0.5cm书页状切开。

4．测量肿物数量、大小及切缘与肿物之间的最近距离，观察肿物与肝被膜的关系及肿物颜色、质地等，如有明显血管需检查有无肿瘤栓子。

5．将标本充分置于10%中性福尔马林缓冲液中固定过夜。

取材

取3～4块肿瘤组织，应包括肿瘤不同质地区域、肿瘤与包膜的关系及肿瘤与周围正常肝组织的关系。如为肝转移性肿瘤，要求取肿瘤与肝切缘的最近处；肝原发肿瘤，除了要取距切缘最近处，还要多取几块肿瘤相关切缘，以确保能明确切缘是否干净。非肿瘤区域也要取材。

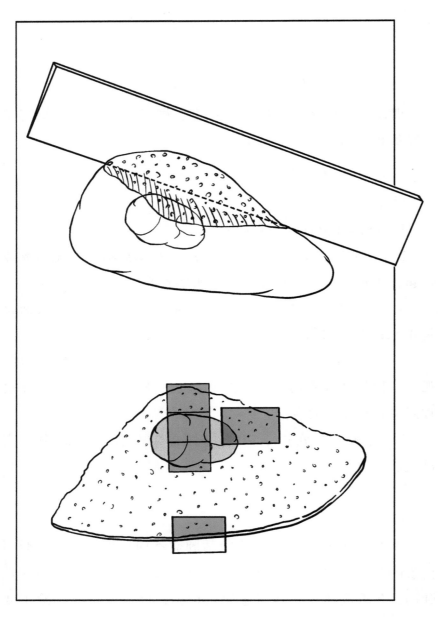

图 4-7　部分肝切除标本。楔形切除部分肝组织，垂直肝被膜及离断面切开，检查肿瘤并取材其与周围肝、被膜、切缘的关系

报告格式及内容

肿瘤组织学类型与分级，有无脉管侵犯，切缘情况，非肿瘤部分肝情况。

示例

部分切除肝组织，大小 10cm × 8cm × 7cm，一侧被包膜，一侧粗糙，局部包膜略皱缩，粗糙面面积 7cm × 5cm，垂直于粗糙面沿最大面切开肝组织，切面距粗糙面 1cm 紧邻被膜下可见灰粉、灰黄结节，大小 5cm × 4cm × 3cm，与周围边界清楚，切面实性、质中，局部有出血；余肝组织灰黄结节状、质中；切面血管内未见瘤栓。

肝中分化肝细胞肝癌，紧邻肝被膜下，切缘未见癌；结节性肝硬化。

三、全肝切除术标本

观察与固定

1．一般为肝移植切除标本，肝称重，并测量大小。

2．首先卧位摆正肝的位置，分清左叶、右叶、方叶及尾状叶。找到肝门部，从肝床上分离出胆囊，并分离出肝总管、肝动脉和静脉、门静脉，注意检查有无栓子。

3．在肝门部软组织中找出所有淋巴结。

4．卧位自肝脏顶部过肝门部沿大面切开肝，并平行于第一刀每隔 1cm 书页状切开。

5．观察记录肝实质的颜色质地。

6．将标本充分置于 10% 中性福尔马林缓冲液中固定过夜。

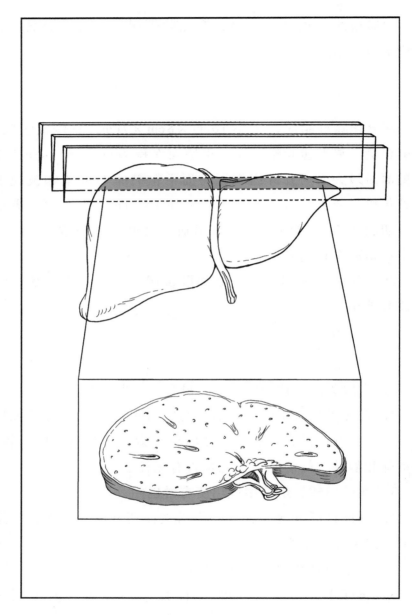

图 4-8　全肝切除术。自肝脏顶部过肝门部沿最大面切开全肝，平
　　　　行于第一刀每隔 1cm 书页状切开

取材

注意肝动脉、门静脉和胆管的切缘，取材时肝门部 1～2 块，肝左叶、右叶各 2 块以上，方叶及尾叶需各取 1 块。明显异常区域或局灶病变也应取材。

报告格式及内容

肝组织病变性质、范围，有无肿瘤及其累及情况。

示例

切除全肝，大小 20 cm × 20 cm × 7 cm，重 1300 g，垂直于肝门沿大面书页状切开肝组织，左叶切面可见结节 1 枚，大小 7 cm × 5 cm × 4 cm，实性、质中，脉管未见瘤栓，肝门未见特殊。

肝中分化肝细胞肝癌，未见脉管瘤栓，肝管、门静脉及肝动脉切缘未见癌；结节性肝硬化。

第六节　胆囊及胆管

一、胆囊切除

观察与固定

1．摆放好位置，区别胆囊的肝面和浆膜面，描述大小及表面特点。

2．通过浆膜面沿长轴打开胆囊，打开时从胆囊底开始直到胆囊管。

3．测量胆囊壁厚度，并描述黏膜外观。正常黏膜染有胆汁颜色并呈现出精细的绒状外观。常见的黏膜异常是胆固醇沉着症，黏膜面有数个黄色点状沉积物或交错排列的黄色线

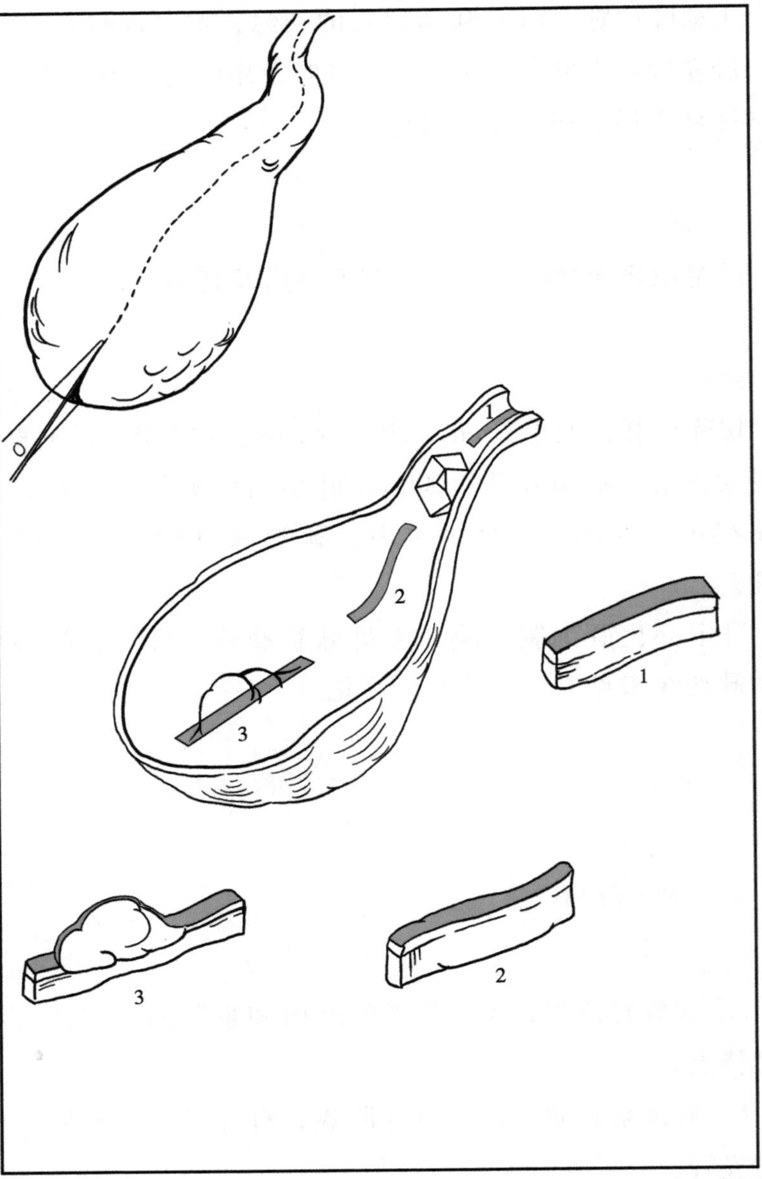

图 4-9　胆囊切除标本。如无其他病变，胆囊颈、体、底部各取材
　　　　1块。如有息肉、肿瘤等单独取材

性条纹。如果出现外生性或溃疡性病变则提示肿瘤，应用墨汁涂抹外膜面，因为它代表重要的手术切缘。描述肿瘤的位置、直径和外形（如外生性、溃疡性、弥漫浸润性伴有囊壁增厚）。如果胆囊外膜表面附有肝实质，检查是否有肿瘤侵及。如临床怀疑胆固醇息肉时，检查标本时应格外小心，以防止小的息肉（有时只有小米粒大）丢失。

4. 如有结石应记录胆囊结石的数量、大小、形状，判断结石的部位是在胆囊内还是在胆囊管。

5. 从胆囊底部、颈部和胆囊管取出具有代表性的部位，如有肿瘤应取肿瘤浸润最深的部位及肿瘤与周围黏膜移行的部位，并取胆囊管断端及找胆囊管周淋巴结。

报告格式及内容

病变性质，是否有结石及息肉也要报告；有无肿瘤，如有则报浸润及切缘情况。

示例

切除胆囊一枚，大小 8cm×4cm×3cm，浆膜面一侧光滑，一侧粗糙，打开胆囊，内容墨绿色胆汁，囊壁厚 0.4～0.5cm，距胆管切缘 3cm 可见溃疡，大小 2cm×2cm，切面灰白质硬，肉眼见侵及肌层。

胆囊中分化腺癌，侵及肌层，胆管断端未见癌。

二、局部或节段性胆道切除术

局部或节段性胆道切除术不常见，可能是因为肝外胆管癌、孤立性狭窄或胆总管囊肿而切除。

1. 首先按走行方向摆好胆管标本位置，一般需与临床沟

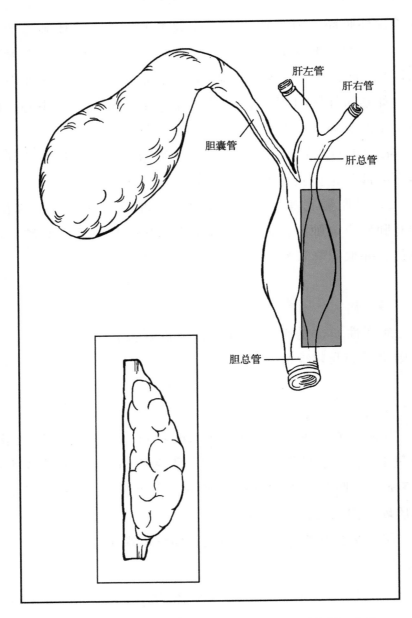

图 4-10　节段胆道切除术标本。注意胆管及肝总管断端取材

通，标记各个断端；一般有三个断端：肝总管方向、胆囊管方向、胆总管方向。

2. 观察表面外观，如有无膨隆、狭窄、粘连、缺损等；测量各段胆管长度。

3. 打开胆管观察黏膜面情况，有无阻塞、肿物或溃疡，浸润情况及与各切缘的关系。

4. 在周边软组织中找淋巴结。

5. 胆总管囊肿时测量囊肿直径并描述它的构型（如纺锤状或囊状），切割囊肿并将内容物排出，注意液体的体积和类型（胆汁、血液、纤维蛋白、黏液样物质、脓液）。在排放完内容物之后，用小剪刀纵向剪开囊壁，并检查衬里。特别要描述衬里的外观（常为黏膜脱失、胆汁色并且粗糙）和任何残留的黏膜岛。

6. 应取典型病变区域的胆管壁全层切片，显示浸润最深处及与周围黏膜关系，取各切缘并找淋巴结。

报告格式及内容

病变性质，有无肿瘤，如有则报浸润及切缘情况。

示例

切除部分胆管组织，总大小约 7cm×4cm×3cm，可见三处断端。肝总管长约 3cm，胆囊管长约 3cm，胆总管长约 4cm，直径均为 0.3～0.4cm，沿长轴打开管腔，距胆总管断端约 4cm，肝总管断端约 2cm 可见环管溃疡型肿物，面积 1cm×1cm，深约 0.1cm，切面灰白、质硬，肉眼见累及肌层。

胆管中分化腺癌，侵及肌层，各切缘未见癌，淋巴结未见转移癌。

第七节 胰　　腺

一、胰十二指肠切除术

检查与核对

处理标本前要先核对病人的姓名、病理号和申请单号，确保标本和申请单是同一个患者。检查标本共有几份，每一份与临床所填的病理申请单是否符合。如有不符，及时联系临床医师共同核对。

观察与描述

Whipple 术式（胰十二指肠切除术）为一种用于胰头、十二指肠、胆总管远端、Vater 壶腹肿瘤的常规手术。一般可以将它们分为两类：胰头癌和壶腹癌（包括所有主要病变位于壶腹部的肿瘤如胆管癌、胰管癌、十二指肠乳头癌）。这些标本包含四个基本组分：部分胃、十二指肠、胆管、胰腺。

新鲜标本时处理最好。沿胃大弯侧、通过幽门前壁及十二指肠胰腺对侧打开胃及十二指肠。观察胃及十二指肠黏膜面是否正常，十二指肠乳头是否受累。记录各种尺寸，包括胃（胃大弯和小弯长、近端切缘周长），十二指肠（长、直径），胰头大小，胆总管不同节段的周径。

确定胰腺断端、钩突和腹膜后软组织切缘，并用墨水标记。

找到胆总管，沿胆总管向壶腹方向插入探针。沿胆总管自胰腺后方打开胰腺及十二指肠大乳头，观察胆总管黏膜面是否光滑，有无狭窄及黏膜僵硬区，测量其周径及厚度；观察大乳头，检查是否有肿物，如有肿物，检查其与十二指肠、壶腹、胆总管、胰腺实质及周围脂肪组织的关系。垂直于胆总管书页状切开胰腺，每片间隔 3mm，注意不要完全切断；距离大乳头 1cm 内不要垂直切开。观察胰腺切面有无肿瘤及钙化，确定肿瘤发生部位（如壶腹、壶腹周、胆管、胰管或胰头）并拍照，观察肿瘤浸润情况，有无侵犯胆管、肠壁及胰周脂肪组织，周围的胰腺小叶是否清晰。如癌在壶腹部，则胆总管扩张，打开胆总管后，在壶腹部可看到肿瘤，注意其与胆总管、肠管及胰腺的关系。

描述肿瘤，首先是判断囊性、实性还是囊实性。囊性肿瘤是否有附壁结节，囊壁是否光滑，囊内是否有乳头状突起，囊内容物是浆液还是黏液，囊肿是否与胰腺导管系统相连。实性肿瘤的描述包括大小，颜色，质地，有无纤维化、结节、脂肪坏死、囊性变等各方面特点，及其与周围解剖结构的关系，与切缘的距离；胆管或胰管是否有梗阻、是否扩张、是否有结石；其余胰腺实质，包括颜色、有无囊性变等。

淋巴结对分期和预后具有重要意义，新鲜标本找淋巴结相对比较容易。除了临床分别送检的各部位淋巴结，在 Whipple 标本上我们还需要找以下几组淋巴结：胃大弯侧、小弯侧、十二指肠周及胰腺周围。把各部位的脂肪组织剔除下来，仔细寻找淋巴结，淋巴结的数量一般要在 5 枚以上。直径在 1cm 以下的淋巴结要全部取材，直径 1cm 以上，如在切面上看到有质硬的灰白结节，可以确定有转移癌时，仅取 1 块即可，如无明确的转移癌，全部包埋。

将找完淋巴结的标本充分置于 10% 中性福尔马林缓冲液中固定过夜，第二天取材。

新鲜标本取材和冻存

标本描述、拍照后，置于固定液前，适当留取新鲜组织，

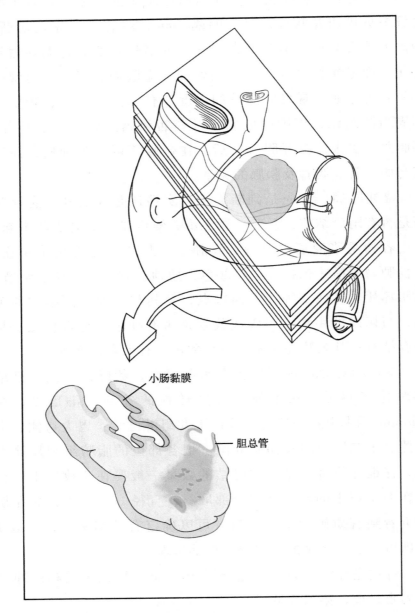

小肠黏膜

胆总管

图 4-11 胰十二指肠切除术后标本（肿瘤位于胰腺内）。打开胆
总管，垂直胆总管书页状切开胰腺，取材肿瘤与胆总管、
小肠、胰周脂肪组织、腹膜后切缘及环周切缘的关系

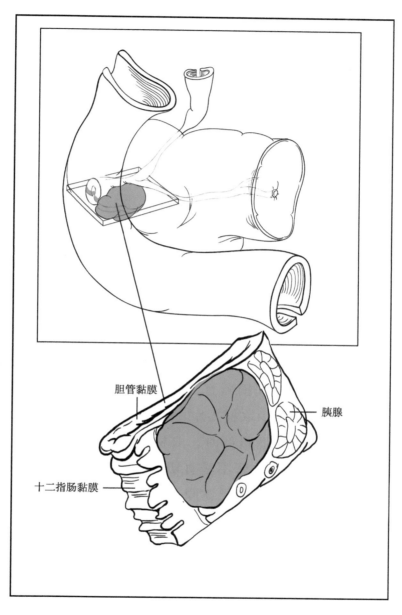

胆管黏膜

胰腺

十二指肠黏膜

图 4-12　胰十二指肠切除术后标本（肿瘤位于壶腹部），锥形切开
　　　　　胆总管，每一片均可见到十二指肠黏膜，壶腹部、胆总
　　　　　管黏膜及少许胰腺组织

包括癌、癌旁和正常胰腺。

癌：根据肿物大小，取肿物 1~2 块。

癌旁：距离肿物最近的大体正常的胰腺组织，1~2 块。

正常：距离肿物 2cm 以外的大体正常胰腺组织，1~2 块。

上述新鲜组织切成直径 5mm 的组织块，装入冻存管，并标记。

放入液氮中迅速冷冻，然后转入 -80℃ 冰箱长期保存。

固定过夜后取材

胰腺标本固定过夜后第二天取材。

肿瘤主体位于胰腺及胰腺内胆总管时，沿第一天书页状切开的切面切开，找到肿瘤最大，距离腹膜后切缘最近的切面取出来，平铺在取材台上，该切面需包括胰腺、部分十二指肠、胆总管和胰管及腹膜后切缘，拍照，然后根据包埋盒的大小分开该切面并装进取材盒，这种取材方法涵盖了肿瘤、腹膜后切缘、肿瘤与周围器官，如十二指肠、胆总管及周围脂肪组织的关系。至少取材 2 片。

肿瘤主体局限在壶腹部时，取材方法不同于胰腺癌。距离壶腹部 1cm 内的胆总管不垂直切开，而是锥型切开，每一片组织上均可见到十二指肠黏膜、壶腹部、胆总管黏膜及少许胰腺组织。锥型切开的每一片均全部取材。

取材时要注意 5 个断端：十二指肠、胰腺、胆总管、胃断端及腹膜后切缘。胰腺切缘是外科医师切除胰腺时离断胰腺的部位，可以见到胰管。取材时垂直胰管切下 2mm 的一片胰腺，临床离断面朝下全部包埋。胃近端、十二指肠远端，取垂直切缘。胰腺 Whipple 手术标本腹膜后切缘的定义为胰头后方，肠系膜上动脉背面和两侧的胰周脂肪组织。我们不推荐单独取材腹膜后切缘。如上面的取材方法，腹膜后切缘已经包含，也不需要单独取材。

报告格式及内容

首先确定肿瘤的具体部位，是胰腺内，壶腹部还是胆管内。我们不推荐壶腹周围癌这个概念，如肿瘤较大，不能确定是在以上哪个部位内，就定位在胰腺内。报告内应包括肿瘤组织学类型与分级，侵犯范围，与胆管、胰腺、胰周脂肪、肠壁等结构的关系，各切缘情况，淋巴结情况。

示例

切除部分胃、十二指肠及部分胰腺，胃大弯长8cm，小弯长4cm，十二指肠长18cm，周径4~5cm，部分胰腺大小5cm×4cm×3cm，沿胃大弯及十二指肠乳头对侧打开胃及小肠，黏膜面未见特殊，自胆管切缘打开胆总管达十二指肠乳头，胆管长4cm，周径0.2~0.4cm，黏膜面未见特殊，垂直于胆总管书页状切开胰腺，距胆管断端2cm胰腺内可见灰白质硬区，大小2cm×2cm×1cm，肉眼见侵及胰周脂肪，未侵及腹膜后切缘。胃大弯侧、小弯侧、肠周脂肪组织中、胰周脂肪组织中各找到淋巴结样组织数枚，直径0.2~2cm。

胰腺中分化腺癌，侵及胰周脂肪组织，未侵及胆管及肠壁，未累及腹膜后切缘，胃、小肠、胰腺、胆管断端未见癌，淋巴结未见转移癌（胃大弯0/5，胃小弯0/6，胰腺周0/10，小肠周0/8）。

二、远端胰腺切除术

观察与固定

1. 认清远、近切缘，一般远端附脾组织，测量胰腺组织大小。

2. 垂直于胰腺长轴以 2~3mm 的厚度书页状切开，检查切面胰腺内有无病变，如有肿瘤，观察有无侵犯胰周。

3. 将标本充分置于 10% 中性福尔马林缓冲液中固定过夜。

取材

取远近切缘，取有病变的区域并取与周围组织的关系，在胰周组织中找淋巴结。

报告格式及内容

肿瘤组织学类型与分级，与胰周脂肪等结构的关系，各切缘情况，淋巴结情况。

示例

切除胰体尾组织，大小约 10cm×3cm×3cm，书页状切开胰腺，距胰腺断端 2cm 可见一灰白结节，大小 3cm×2cm×2cm，质硬，与周围组织界不清，肉眼见累及胰周脂肪组织，余切面小叶状，未见特殊。胰周脂肪中找到淋巴结样组织数枚，直径 0.2~0.4cm。

胰腺中分化腺癌，侵及胰周脂肪组织，胰腺断端未见癌，淋巴结未见转移癌。

第五章　泌尿系统病理标本的检查及取材规范

第一节　肾

一、因非肿瘤性疾病而进行的肾切除术

观察与固定

在外检中常见的非肿瘤性肾病变有肾结核、肾结石和肾动脉狭窄引起的肾性高血压之肾等。

通过输尿管辨别肾脏方位，输尿管指向肾下极。测量并记录肾的体积，注意肾外形上的变化及其与周围组织的关系，包膜周围组织的多少，包膜的厚度，与皮质是否粘连，观察外表面是否光滑，是否有瘢痕（数目、大小、形状扁平或 V 形）；打开输尿管，通过肾门对侧和肾盂把肾沿大面切成两半。检查切面的病变，皮质与髓质的颜色及厚度，肾盂和肾盏的变化（大小、有无扩张或结石）。是否有囊肿（如有，描述其数目、大小、部位及内容），另外，要检查输尿管的病变，测量其长度及直径、有无扩张或狭窄、黏膜光滑或粗糙。将标本充分置于 10% 中性福尔马林缓冲液中固定过夜。

取材

1. 肾：取 3 块组织，每块均应包括皮质和髓质。
2. 肾盂：取 2 块组织。
3. 输尿管：如无病变仅取断端横切面，有病变需每 1cm 取 1 块。

报告格式及内容

主要病变，是否累及肾被膜、肾周脂肪及肾盂，输尿管及其断端是否受累。

示例

切除一侧肾，大小 10cm × 7cm × 4cm，脂肪囊易剥离，肾表面大部光滑，部分区域呈结节状，结节直径 0.8 ~ 1.2cm，沿肾盂对侧打开肾，切面皮髓质界尚清，部分区域呈囊状，囊直径 0.8 ~ 2cm，囊内壁粗糙，附灰黄色豆渣样物，肾皮质区见散在灰黄结节，直径 0.2 ~ 0.4cm，附输尿管长 3.5cm，直径 0.4 ~ 0.6cm，打开输尿管，黏膜略粗糙。肾周脂肪中找到结节 1 枚，直径 1cm。

（左）肾组织中见大量干酪样坏死、上皮样肉芽肿及多核巨细胞，病变符合肾结核，累及肾盂、输尿管；肾被膜未见特殊；输尿管断端可见上皮样肉芽肿，病变累及肾周淋巴结（1/1）。

二、因肾实质肿瘤而进行的肾切除术

观察与固定

以观察非肿瘤性疾病的相同方式检查肾脏表面、测量基本数据、切开肾脏。打开并观察肾动、静脉。需注意检查肿瘤的位置、大小、形状、性质及其与肾被膜和肾盂的关系，观察有无出血、坏死，记录包膜及肾周组织侵犯情况及肾盂、肾盏和肾静脉是否受累。另外，以观察非肿瘤性疾病的相同方式检查输尿管的病变，有否肿瘤，如有，将其钉在软木板上展平固定，同时应注意其断端的情况。如有肾上腺组织，

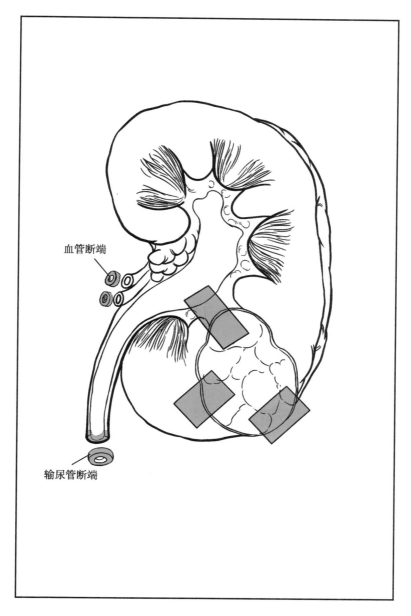

血管断端

输尿管断端

图 5-1　肾实质内肿瘤。沿肾门对侧打开肾，取材肿瘤与肾被膜、
　　　　肾盂及周围肾的关系

观察其大小、切面及是否被肿瘤累及。将标本充分置于10%中性福尔马林缓冲液中固定过夜。

取材

1. 肿瘤：最少取3块组织（包括1块带有相邻的肾组织）。

2. 在肿瘤与肾包膜和肾周脂肪及肾盂距离最近的部位各取1块组织。

3. 未被肿瘤累及的肾：取1块组织。

4. 未被肿瘤累及的肾盂：取1块组织。

5. 切取肾静脉、肾动脉断端各1块。

6. 输尿管：取输尿管断端1块。

7. 对每枚淋巴结切取具有代表性的切面，如有肾上腺，取1块组织。

报告格式及内容

主要病变，是否累及肾被膜、肾周脂肪及肾盂，输尿管及血管断端是否受累。

示例

切除一侧肾，大小 11.5 cm × 6.6 cm × 3 cm，肾外被脂肪囊，易剥离。附输尿管，长 1.3 cm，直径 0.3 cm。沿肾门对侧打开肾，肾下极可见一结节样肿物，大小 4 cm × 4 cm × 2 cm，结节切面灰黄，灰褐相间，实性，与周围组织界清。肉眼见肿物侵及被膜。肿物距肾盂 1 cm，肾周脂肪囊中可见肾上腺组织，大小 5 cm × 2 cm × （0.3 ~ 0.4）cm，切面金黄色。肾周脂肪组织未触及淋巴结样组织。

肾透明细胞癌，侵及肾被膜，未累及肾盂，输尿管及肾动、静脉断端未见癌；肾上腺组织未见特殊。

三、因肾盂肿瘤而进行的肾切除

观察与固定

通常情况下因肾盂肿瘤而进行的肾切除标本包括肾脏、全段输尿管及小块膀胱壁。以观察非肿瘤性疾病的相同方式检查肾脏表面、测量基本数据、检查肾周脂肪囊是否易剥离。切开肾脏，需注意观察肾盂是否扩张，肿瘤的大小、形状、颜色、有无蒂，如有，是宽蒂还是窄蒂。另外，以观察非肿瘤性疾病的相同方式检查输尿管的病变，有否肿瘤，如有，观察该肿瘤是输尿管原发的还是游离的，将输尿管钉在软木板上固定，同时观察小块膀胱壁黏膜面有无肿瘤。如有肾上腺组织，观察其大小、切面及是否被肿瘤累及。将标本充分置于10%中性福尔马林缓冲液中固定过夜。

取材

1. 肿瘤：最少取3块带有相邻肾盂和肾实质的组织；儿科肿瘤按直径每1cm肿瘤至少取1块组织。

2. 在肿瘤与肾包膜和肾周脂肪及肾盂距离最近的部位各取1块组织。

3. 未被肿瘤累及的肾：取1块组织。

4. 未被肿瘤累及的肾盂：取1块组织。

5. 切取肾静脉、肾动脉断端各1块。

6. 输尿管：除取输尿管断端1块外，输尿管部分需每1cm取1块。

7. 膀胱壁：全部取材。

8. 对每枚淋巴结切取具有代表性的切面，如有肾上腺，

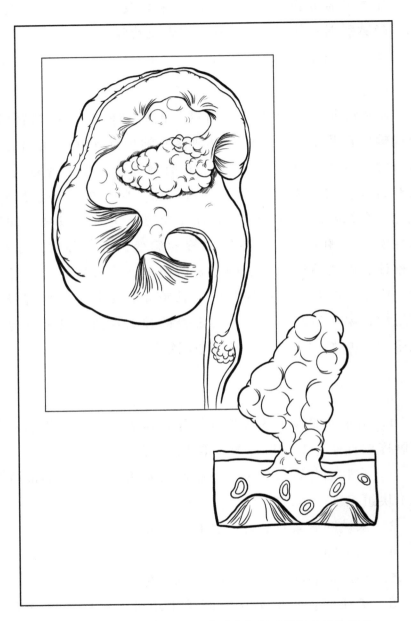

图 5-2 肾盂及尿道肿瘤。注意肿瘤与肾盂及肾实质的关系

取 1 块组织。

报告格式及内容

切除一侧肾脏及输尿管，肾脏大小 6cm×4cm×3.5cm，肾周脂肪囊大部易剥离，附输尿管长 20cm，周径 0.8～1.2cm，沿肾门对侧打开肾，在肾盂见一菜花样隆起型肿物，大小 2cm×1.5cm×1.2cm，高出周围 2cm，肿物蒂部面积 1cm×0.4cm，肉眼见肿物局限于肾盂，肿物切面灰白、实性、质糟脆，未累及肾实质；肾脏皮髓质分界尚清。肾周脂肪组织中未触及明确淋巴结。

（右）肾盂高级别乳头状尿路上皮癌，限于黏膜层；肾实质、输尿管及血管断端未见特殊。

第二节 输 尿 管

观察与固定

测量输尿管的长度及直径、有无扩张或狭窄、管壁有无增厚及变薄，黏膜光滑或粗糙，有无肿物（如有，描述其数目、大小、形态、质地）。将其黏膜面朝上钉在软木板上，同时应注意其断端的变化。将标本充分置于 10% 中性福尔马林缓冲液中固定过夜。

取材

1. 如为肿瘤标本，切取输尿管两断端各 1 块立埋，肿瘤部分需每 1cm 取 1 块，应包括肿瘤浸润最深的部位及能显示肿瘤与输尿管黏膜关系的部位。如肿瘤较小，应将肿瘤全部取材。

2．如为非肿瘤标本，病变处需每1cm取1块，如标本较小，应全部取材。

报告格式及内容

主要病变，是否累及输尿管壁及断端是否受累。

示例

输尿管一段，长6cm，管腔扩张，直径0.8～1.2cm，打开输尿管，距一断端2 cm、另一断端2.8cm黏膜面见一息肉样肿物，大小1cm×0.8cm×0.6cm，表面呈乳头状，切面灰白、实性，质硬，肉眼似侵及管壁全层。其余黏膜面未见特殊。

输尿管高级别浸润性尿路上皮癌，侵及输尿管壁全层，输尿管断端未见癌。

第三节　膀　　胱

观察与固定

临床上常因膀胱癌而切除全膀胱或其一部分。全膀胱切除术时，检查膀胱的大小和形状，辨清膀胱的方位，膀胱后壁附着腹膜的边界比前壁更靠下。把膀胱想象成由膀胱三角、圆顶、前壁、后壁、左侧壁和右侧壁组成的容器。从尿道远端用剪刀通过膀胱前壁呈"Y"形剪开膀胱，尽量避开肿瘤。检查肿物的数目、分布及肿瘤的情况。因膀胱癌常是多发性的，不能只检查了大的而忽视了小的，并注意膀胱壁的变化、输尿管开口处的情况，然后将其钉在软木板上，在男性，需观察前列腺及精囊腺、输精管，将标本充分置于10%中性福

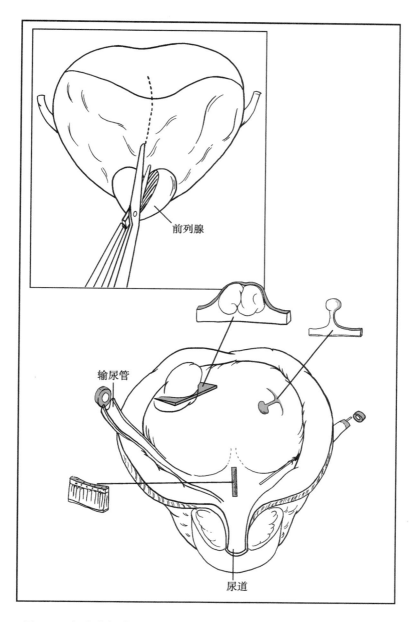

前列腺

输尿管

尿道

图 5-3　全膀胱切除　注意检查全膀胱黏膜，不要漏掉小的息肉样
　　　　肿物。两侧输尿管断端通常较短，不易找到

尔马林缓冲液中固定过夜。

取材

1．尿道远端断端和输尿管断端以及垂直于切缘的邻近软组织切缘各取 1 块。

2．在显示肿瘤浸润的最深处及能显示肿瘤与膀胱黏膜关系的部位取材，最少取 3 块，并描述肿瘤切面颜色及质地。

3．在膀胱三角、圆顶、前壁、后壁、左侧壁和右侧壁各取材 1 块。

4．上述取材中未包括的任何膀胱黏膜异常区域取材。

5．取输尿管的横断面，并在输尿管口取其纵断面各 1 块。

6．前列腺及精囊、输精管取材参照相应章节。

7．任何可以找到的膀胱周围淋巴结全取材。

报告格式及内容

肿瘤性质，侵犯深度，双侧输尿管断端及尿道远端断端受累情况。

示例

全切膀胱，大小 5cm×4.5cm×3cm，左侧输尿管长 1.5cm，直径 0.2cm，右侧输尿管长 1cm，直径 0.2cm，临床已沿前壁打开，膀胱壁厚 0.5~1cm，膀胱顶、体部黏膜略隆起，面积 2cm×1cm，高出周围黏膜 0.2cm，切面灰粉，实性，质硬，肉眼似侵及肌层。

膀胱高级别浸润性尿路上皮癌，侵及膀胱壁深肌层，输尿管断端及尿道断端未见癌。

第六章 男性生殖系统病理标本的检查及取材规范

第一节 睾丸及附睾

一、睾丸细针穿刺活检

观察与固定

经细针穿刺出的睾丸组织是纤细的、特别柔软的近乎海绵状的组织条，在穿刺后应立即放入盛满 Bouin 固定液（优于10% 中性福尔马林缓冲液）的小瓶中。在取材前，应注意观察组织条的颜色、大小及数量。

取材

将标本小瓶中的组织按照临床标记的不同编号分别全部倒入组织包埋盒中。注意不能用镊子夹取组织，而应该用滤纸过滤出组织，再放入包埋盒中。

报告格式及内容

报告组织的性质，良性或恶性。若为评价男性生育能力，则按照 Johnsen 评分标准评价生精情况以及各种细胞存在情况。［文献：Johnsen SD. Testicular biopsy score count-a method for registration of spermatogenesis in human testes: normal values and results in 335 hypogonadal males. Hormones, 1970, 1: 2 - 25.］

示例

A（1左侧）：灰黄软组织1粒，直径0.1cm。

B（2右侧）：灰黄软组织1粒，直径0.2cm。

（1左侧，2右侧）少许睾丸组织，曲细精管内可见精母细胞，但生精细胞及精子数量明显较少。（Johnsen评分8分）

二、根治性睾丸切除术

观察与固定

把附睾作为标志辨清睾丸的方位，附睾呈"C"字形在后面包绕睾丸。在切开睾丸前，先取精索断端以及精索的三段（近端、中段及远端）的组织薄片，以防止污染。从前面打开鞘膜，部分切开睾丸，称重并测量睾丸及附睾大小，记录精索的长度；若发现睾丸内存在结节或肿物，则记录其大小、颜色、浸润范围，有无出血、坏死、黏液变性及与睾丸实质、白膜、睾丸纵隔及附睾的关系，在新鲜状态下从前面切开睾丸，并用10%中性福尔马林缓冲液固定过夜。

取材

平行于切面沿长轴切取睾丸，在标本后方垂直于长轴切取附睾。

在显示肿瘤与白膜、睾丸纵隔、睾丸实质关系的部位取材。切取未受累的睾丸和附睾组织。把已经取好的精索及精索切缘放入组织盒内。

若未发现肿瘤，则需要将整个标本进行取材。

报告格式及内容

报告肿瘤的性质，病理组织学类型，包膜及切缘情况。

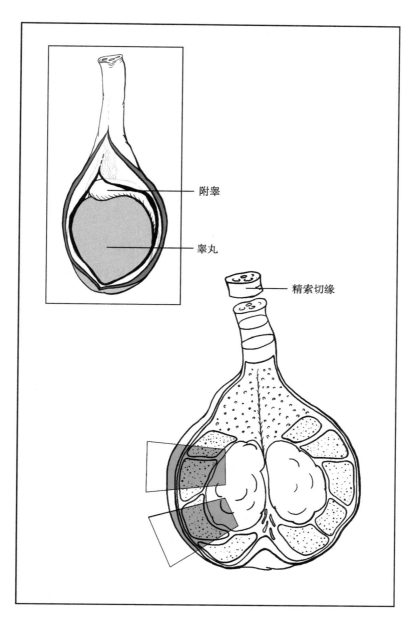

附睾

睾丸

精索切缘

图 6-1　根治性睾丸切除术，务要取材肿瘤与睾丸实质及附睾的关系

示例

睾丸一个，大小 6cm×4cm×2.5cm，表面可见附睾，大小 1.5cm×1cm×0.6cm；一端附精索，长 11cm；睾丸包膜完整光滑，已被临床切开，切面见一灰白结节，大小 4.5cm×3.5cm×2.5cm，肿物切面灰白，实性，质细腻，与周围睾丸组织界限清楚。

（右）睾丸精原细胞瘤，刚及白膜；输精管断端及血管断端未见肿瘤。

三、隐睾及两性畸形的性腺组织切除术

由于隐睾易发生扭转、梗死及肿瘤，所以应对隐睾标本按照正常睾丸一样进行检查和取材。若在隐睾标本中未发现肿瘤，就必须把全部标本进行取材。

两性畸形的性腺标本中若无法找到性腺组织，也应全部取材。

四、前列腺腺癌的双侧睾丸切除标本

转移性前列腺腺癌患者切除的双侧睾丸标本不一定有病变，这种切除术通常只是一种治疗性措施。即使如此，也应仔细检查睾丸标本是否有转移灶或原发性肿瘤。若没有发现肿瘤，则仅需每侧睾丸各取一块组织送检。

五、睾丸扭转、梗死及感染性疾病

对此类情况，应分别在病灶的中心区及外周区取材。对于感染性病变应取新鲜组织进行微生物检查。

六、附睾切除术

若标本来源为"根治性睾丸切除术",则该标本中附睾的观察及取材原则参见前者。

若标本来源为附睾单纯切除术或肿瘤剔除术,一般由于药物治疗无效的附睾结核或其他炎症以及附睾良性肿瘤。检查中应注意附睾的体积、颜色、质地等方面的变化;如有肿瘤亦应按照肿瘤的一般观察原则,查看其大小、囊性/实性、颜色、质地、包膜情况以及与残存正常组织的关系。若组织不大可以完全取材。否则,应该把组织中具有代表性的部分(包膜、实质、特殊颜色质地)进行取材。

第二节　前列腺

一、前列腺细针穿刺活检

观察与固定

在临床上,经血清 PSA 筛查,经肛门前列腺指检以及其他危险因素或既往诊断过高级别前列腺上皮内瘤变(HGPIN)、前列腺腺癌的患者需要进行前列腺细针穿刺活检。经细针多点穿刺出的组织是纤细的组织条,在穿刺后应立即放入盛满 10% 中性福尔马林缓冲液固定液的小瓶中。在取材前,应注意观察组织条的颜色、长度及数量。

取材

将各个标本小瓶中的组织按照临床标记的不同编号分别全部倒入组织包埋盒中。注意不能用镊子夹取组织,因为这样会造成组织的挤压或断裂。

报告格式及内容

报告组织的性质，良性、恶性或有部分组织可疑为恶性。对于多点活检发现存在癌的病例，应该把所有癌的区域综合统计，进行 Gleason 评分，报告主要得分及次要得分。若病例中未见明确恶性病变，则对于其他前列腺腺癌相关病变，如 HGPIN、不典型小腺体增生（ASAP）等亦应报告。

示例

A①：灰粉组织 1 条，长 1.1cm，直径 0.1cm；

B②：灰粉组织 1 条，长 1.3cm，直径 0.1cm；

……

K⑪：灰粉组织 1 条，长 1.1cm，直径 0.1cm。

（②~⑤，⑨）前列腺腺癌（Gleason 评分 4 + 3）；（①，⑥~⑧，⑩，⑪）前列腺组织未见癌。

二、经尿道前列腺切除术（TUR）

观察与固定

多数经尿道前列腺切除术是为缓解良性前列腺增生造成的尿路梗阻症状。标本主要来自前列腺中心区组织，这里的前列腺腺癌的发生率仅占全部前列腺的 10% 左右。送检标本为破碎的、质地略韧的类圆柱体小块。在组织切除后应立即放入充足的 10% 中性福尔马林缓冲液的标本瓶/袋中。在取材前，应该观察全部滤去固定液的组织的体积、重量及颜色。

取材

仔细观察挑选呈黄色及质硬的区域，把组织碎块放入 4 个包埋盒中；如果仍有剩余，每多出的 10g 组织要再取 1 个包埋盒（每个包埋盒大约装 2g）。如果收到的组织碎块已按其所在前列腺腺叶加以标记，则每叶都应按照上述方法取材。对于 65 岁以前的患者或发现一处标本镜下确定是癌，则应将全部组织进行取材。

报告格式及内容

报告全部前列腺组织的性质，良性、恶性或有部分组织的良恶性不清可疑为恶性。对于全部组织皆为良性的标本，应该在充分观察的基础上，寻找其结节状结构或萎缩后增生的特点，进行诊断。对于存在癌的病例，应该把所有癌的区域综合统计，进行 Gleason 评分，报告主要得分及次要得分。若病例中未见明确恶性病变，则对于其他前列腺癌相关病变，如 HGPIN、ASAP 等亦应报告。

示例

灰粉破碎条索状组织 1 堆，重 20g，总体积 3cm × 3cm × 2.5cm，切面灰粉、灰白色，质地略韧，未见灰黄色质硬区。

（经尿道前列腺切除术）良性前列腺结节状增生。部分区域可见高级别前列腺上皮内瘤变（HGPIN），建议随诊。

三、因肿瘤而进行的前列腺根治性切除术

观察与固定

在临床上，前列腺根治性切除术多数的病因是良性前列腺增生和前列腺腺癌。前列腺根治性切除标本的检查，首先要通过精囊腺的连接部位来辨清前列腺的方位，精囊腺位于前列腺的基底部后方。前列腺基底部较平坦、宽阔，而位于远端的尖部较为尖细，前列腺外观呈倒圆锥或栗子状。要先

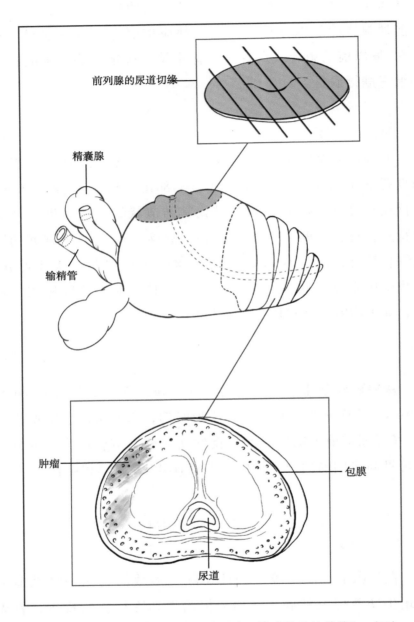

前列腺的尿道切缘

精囊腺

输精管

肿瘤

包膜

尿道

图 6-2　全前列腺切除术（包括前列腺、精囊腺及输精管），有时
　　　　前列腺腺癌肿瘤不明显，取材时至少要隔一片取一片，条
　　　　件允许要全部画图取材

称重，检查前列腺的大小，看表面是否光滑，有无粘连，有无质硬、坏死或不对称区域。在前列腺表面涂满墨汁作切缘标记。在10%中性福尔马林缓冲液中进行充分固定后取材。在检查肥大的前列腺时，不能忽视部分有癌变的可能，癌变部组织常质密而硬，与周围组织界不清。

取材

1．切取近端尿道切缘、输精管切缘，并将远端尿道切缘周围前列腺组织按每5mm一刀与尿道平行书页状切开，全部取材。

2．垂直于尿道书页状切开剩余的前列腺，每2～3mm一刀，大体可以显示肿瘤的切面取材。如果大体不能辨认出癌，那么每隔一个切面都需要取材。

3．在精囊腺进入前列腺的部位及其周围取材。

4．如另外送检盆腔淋巴结，无论大小，要全部取材。

报告格式及内容

如有肿瘤，则报告肿瘤的性质（包括肿瘤分级、前列腺腺癌的Gleason评分），侵犯前列腺的腺叶范围，前列腺包膜侵犯情况，双侧输精管、精囊腺的受累情况。远、近端尿道切缘和输精管切缘情况。如有盆腔淋巴结，则要报告其转移情况。

如无肿瘤，则只报告其病变的病理诊断以及精囊腺、输精管的情况。

示例

全切前列腺及双侧精囊腺，大小5.5cm×4.6cm×2.8cm，附双侧输精管，长 1.4cm，直径 0.2～0.3cm；精囊腺大小 1cm×0.8cm×0.5cm，书页状切开前列腺，切面灰粉、灰黄、实性、质中，左侧后外侧部分区域呈灰白、灰黄色，实性、质稍硬。

前列腺腺癌（Gleason 评分 5＋3），侵及前列腺左叶，局限于前列腺内，未侵及尿道及精囊腺；前列腺包膜、尿道断端及输精管断端未见特殊。

免疫组化：P504（＋），PSA（＋），CK34βE（－），P63（－）。

第三节 阴 茎

阴茎切除术

观察与固定

大体检查整个标本的体积以及包皮、龟头、阴茎体各部分的大小及表面情况，注明病变的数目、大小、色泽及分布。记录肿瘤的大体生长方式（结节型、溃疡型、浸润型或扁平型）。病变应放入盛满 10% 中性福尔马林缓冲液的标本瓶中充分固定。

取材

把阴茎体断端作为标本的唯一切缘，应包括皮肤、海绵体以及尿道切缘；若不能放入同一个组织盒中，则每一结构都应单独取到。未环切的阴茎标本应先去除包皮，只保留附于冠状沟上的 5mm 宽的一圈包皮，去除的包皮参照包皮的取材方法。从标本近端到距离冠状沟 1cm 处，垂直于长轴将阴茎连续切成片状。然后，翻转阴茎，剪开尿道，再沿尿道长轴把阴茎一切为二。取材包括：①阴茎体切缘（包括皮肤、海绵体以及尿道切缘）；②包皮；③2~3个阴茎横断面；④通过中线含有尿道的龟头矢状面；⑤显示肿瘤与皮肤、尿道及海绵体的比邻关系的组织；⑥当肿瘤侵及尿道，要沿阴茎全长间隔取材，以明确肿瘤侵犯的最大面。如有腹股沟淋巴结送检，要把淋巴结全部取材。

报告格式及内容

报告阴茎标本的大小。肿瘤的浸润范围，与皮肤、尿道及海绵体的比邻关系。阴茎体切缘（包括皮肤、海绵体以及尿道切缘）。如有腹股沟淋巴结，报告其转移情况。

示例

切除部分阴茎，长12cm，直径3.5~4.3cm，龟头处结构不清，已被肿物取代，黏膜表面可见溃疡，面积4.5cm×5cm，纵行切开阴茎，切面灰白、海绵状、质中，距阴茎断端5.5cm处至龟头，阴茎体完全被肿物取代，尿道被挤压至一侧，未见尿道明确浸润，尿道长约7cm，直径0.5~0.7cm。

（左侧腹股沟）找到淋巴结样组织15枚，直径0.3~0.6cm。

（右侧腹股沟）找到淋巴结样组织14枚，直径0.3~1.2cm。

阴茎中－低分化鳞癌，侵及阴茎海绵体、阴茎头部尿道海绵体及尿道外口；尿道、皮肤及阴茎海绵体断端未见癌；淋巴结未见转移癌（左侧腹股沟0/15，右侧腹股沟0/14）。

包皮切除术

观察与固定

对于儿童包皮环切术，一般不送检病理，如送检仅需检查标本大小以及皮表情况，取一块组织即可。而对于可能含有病变的成人包皮标本，则应仔细观察表面有无病变（粗糙区、溃疡或肿物），记录标本的深度以及距离切缘的最近距离。在组织未固定时用墨汁标记出切缘，然后把标本钉在薄木板上，倒置放入盛有10%中性福尔马林固定液的密闭器皿中充分固定。

取材

与皮肤肿瘤标本的取材类似，既要包含标本累及的最深部位，也要取到标本与切缘的最近部位。应照相或绘图标记出各取材部位。若不能发现明确病变，则应该把所有标本取材。

报告格式及内容

包皮病变的性质，病理组织学类型，浸润深度及切缘情况。

示例

皮肤及皮下组织一块，大小3.5cm×2cm×1.8cm，附皮肤面积3.5cm×2cm，皮表中央距切缘0.2cm可见一隆起，大小3.5cm×1cm，高出周围组织1cm，呈细乳头状。

（包皮）尖锐湿疣，切缘净。

第七章 女性生殖系统病理标本的检查及取材规范

第一节 子 宫

一、因良性病变进行的子宫全切标本

观察与固定

因良性病变进行的子宫全切标本，比较常见的原因是子宫肌瘤、子宫肌腺症或子宫脱垂。通常包括完整的宫体和宫颈，有时还会有双侧的附件（附件的检查和取材参见卵巢部分）。

因为子宫内膜是非常容易退变的，所以新鲜切除的子宫应立即沿子宫前壁 Y 字形打开肌壁，方便子宫内膜的固定。这个步骤应在标本刚切除时立即操作，可以由临床医师完成。

病理医师接到标本，应首先辨别标本的方位。通常 Y 字形打开的地方是子宫的前壁，除此之外还有以下方法帮助辨别子宫的前后：①腹膜反折位置，在子宫前壁表面要高于后壁；②如带有附件，卵管的位置在卵巢之前，而圆韧带根部更在卵管的前面。

检查子宫表面，有浆膜的区域是否光滑，有无粘连痕迹，有无出血区。观察子宫形态，有无变形，有无肿瘤突起或局限性/弥漫肌壁增厚。记录异常发现。

测量记录子宫的上下径、左右径、前后径。测量记录宫颈管的长度、宫颈外口直径。

垂直于子宫腔长轴，横行书页状切开子宫体，保留宫颈

不切，间隔 1～1.5 cm，后壁不完全切断，留少许连接的组织，以保留切片间关系。

观察记录宫腔形态和被覆子宫内膜情况，包括宫腔有无受压，子宫内膜厚度、颜色、有无局限性病变等。如有异常，描述其部位、大小、颜色、质地、与肌层关系等情况。注意有时肌层的病变可以挤压子宫腔变形严重，一定要找到被覆黏膜的地方才是宫腔，不要将肌间裂隙（平滑肌瘤时特别容易出现）误认为宫腔。

观察记录宫颈情况，包括有无肥大，宫颈内膜是否光滑，有无糜烂、囊肿、息肉状突起等。

观察记录肌壁情况，测量肌壁厚度（常规测量前壁厚度，注意垂直宫腔面测量。当子宫肌腺症后壁很厚时，也需测量后壁厚度）。如有肌瘤，记录肌瘤的个数、位置、大小、颜色、质地、有无出血坏死、边界等情况。如疑诊肌腺症，记录有无蓝紫色微囊、含暗褐色液体的囊、肌壁粗大编织样结构。如有其他异常，如实记录。

将标本充分置于10%中性福尔马林缓冲液中固定过夜。

取材

宫体：病变取材 2～3 块。如有肌瘤，注意挑选不同颜色或质地的区域，以肌瘤为主，带上周围宫壁组织。如有怀疑恶性的迹象或其他异常情况，选择体现病变的地方增加取材块数。

子宫内膜：取材 1 块，带部分肌壁。注意尽量取材不受病变影响的区域，此外以近宫底区为好，不要取材子宫下段的内膜。如果内膜有其他病变，增加取材块数。例如内膜息肉，注意连蒂部内膜和少许肌层取材，较大的息肉可分块取材。

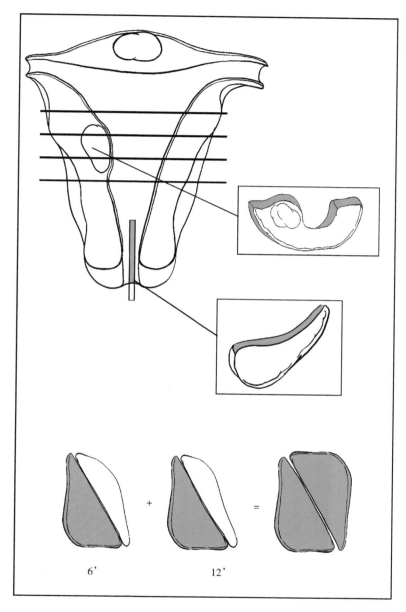

图 7-1　因良性病变（子宫平滑肌瘤）进行的子宫全切标本。书页
　　　　状切开检查子宫，选择性取材，注意宫颈取材

6'　　　　　　　　　　12'

宫颈：取材 2 处，包埋在 1 个蜡块。一般取材 6°及 12°处，以管腔为中心放射状取材。完整取下后，切除外上方管壁组织，留取带颈管内膜和颈管外口鳞状上皮的楔形组织，2处组织对放成长方形，包埋时成为 1 个蜡块。如果宫颈肥大时，可取材 2 处全层，包埋 2 个蜡块。如有可疑恶性或其他病变，增加取材块数。

报告格式及内容

主要病变，子宫内膜时相，宫颈情况。

示例

全切子宫，大小 15.6cm × 13.3cm × 8.8cm，宫颈长3.2cm，外口径 2.8cm，临床已沿前壁打开子宫，前壁肌层厚2.8cm，内膜厚 0.5cm，书页状切开子宫，肌壁间、浆膜下见灰粉色结节 10 余枚，最小者直径 0.9cm，最大者体积3.6cm × 4.2cm × 4cm，切面灰粉色、实性、质韧、编织状，界限清楚。

多发性子宫平滑肌瘤，增殖期子宫内膜，慢性宫颈及宫颈内膜炎。

二、因子宫内膜肿瘤进行的子宫全切标本

观察与固定

因子宫内膜肿瘤进行的子宫全切标本，最常见的原因是子宫内膜癌，也见于子宫内膜增生及子宫内膜间质肿瘤等。通常也包括完整的子宫和宫颈，同时子宫旁组织可能会多一些。此外可能会包含清扫的淋巴结，由临床医师分组送检。

此类标本更加要求新鲜时将前壁打开，可以由临床医师

完成。

以观察良性病变子宫的相同方式检查子宫表面、测量基本数据、切开子宫。需注意要特别仔细检查子宫表面有无粗糙区、肿瘤种植的结节，粗糙区可能为粘连或病变穿透肌壁累及浆膜。切开子宫时，子宫下段可以连在宫颈部分不切开。

观察记录子宫内膜病变的确切部位、大小、累及范围、颜色、质地、边界及与肌层的关系。如病变较大，注意观察浸润肌层的深度、有无子宫旁组织或血管的侵犯、有无子宫下段或宫颈的侵犯。画示意图标明肿瘤大小、累及范围等情况。

宫颈、肌壁的观察主要是肿瘤累及情况。其他的观察与良性病变的子宫相同。

将标本充分置于10%中性福尔马林缓冲液中固定过夜。

取材

肿瘤：充分取材。不同质地、颜色等区域分别取材。寻找肿瘤侵犯最深的地方，全层取材显示侵犯深度，即包括腔内肿瘤和对应浆膜面连续取材，如肌壁较厚可以分块取材。一般应平行于书页状切开的方向横行取材，但当肿瘤浸润宫底较深时，应纵向取材宫底肌壁全层。注意全层取材一定要垂直于子宫腔面，特别是前壁的病变，不要因为打开子宫时组织外翻而取成斜的切面，造成深度判断不准确。

非病变区子宫内膜：取材1块。取材明显未受累的子宫内膜，如果病变广泛没有未受累的内膜，可以省略不取。

子宫旁血管：左、右各1块。在肿瘤侵犯较深的水平，垂直于子宫腔长轴，横行取材双侧子宫旁组织，显示子宫旁血管内有无瘤栓。如果宫旁组织肉眼可见肿瘤累及，增加取材。

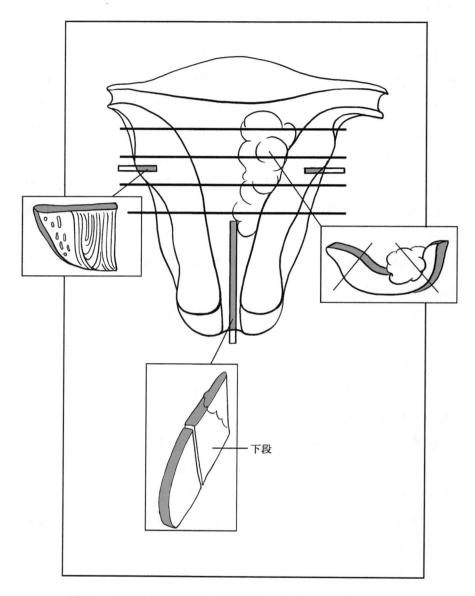

图 7-2　因子宫内膜肿瘤进行的子宫全切标本。横行切开子宫检查，选取肿瘤浸润最深处，全层取材。子宫下段及宫旁血管需取材

宫体：如有其他病变，如合并子宫肌瘤，相应取材。

子宫下段及宫颈：依标本大小取材1～3块。对应肿瘤累及较低的位置，平行子宫腔长轴，纵向取材，带子宫下段，达宫颈外口，全层取材，组织较大时分块取材。

淋巴结：如有淋巴结，依临床分组，仔细寻找淋巴结，淋巴结全部取材。

画示意图标明各个取材部位。

报告格式及内容

肿瘤性质，侵犯深度，双侧宫旁血管、子宫下段、宫颈受累情况。子宫内膜时相，宫颈情况。

示例

全切子宫，大小11.2cm×9.3cm×6.8cm，宫颈长2.8cm，外口径2.2cm，临床已沿前壁打开子宫，前壁肌层厚2.8cm，内膜后壁近左侧宫底局限性增厚，面积2.2cm×1.8cm，高出黏膜面1.5cm，表面粗糙呈菜花状，暗褐色。书页状切开子宫，内膜增厚区为一肿物，侵犯浅肌层，肿瘤大小2.2cm×1.8cm×2.5cm，灰白色，质地糟碎，边界不清。肿物未累及子宫下段及宫颈。其余子宫内膜光滑，厚0.6cm。

子宫后壁左侧中分化子宫内膜样癌，侵及浅肌层，双侧宫旁血管、子宫下段未见癌。慢性宫颈及宫颈内膜炎。

三、因宫颈癌进行的子宫全切标本

观察与固定

因宫颈癌进行的子宫全切标本，与良性病变的子宫相比，一般会带有部分阴道壁，子宫旁的组织也可能多些。此外可能会包含清扫的淋巴结，由临床医师分组送检。

此类标本也需新鲜时将前壁打开，可以由临床医师完成。

以观察良性病变子宫的相同方式检查子宫表面、测量基本数据、切开子宫。同时检查子宫表面有无粗糙区、肿瘤种植的结节。如果宫颈没有肉眼所见的明确肿瘤，只有糜烂时，宫颈部分可单独切下，与宫体分离。

观察记录宫颈上皮的颜色，有无糜烂及糜烂范围。如有肉眼所见的明确肿瘤，记录确切部位、大小、累及范围、颜色、质地、边界及与颈管壁的关系。注意观察浸润的深度、有无子宫旁组织或血管的侵犯、有无子宫下段或宫体的侵犯。画示意图标明肿瘤大小、累及范围等情况。

子宫、肌壁的观察主要是肿瘤累及情况。其他的观察与良性病变的子宫相同。

无肉眼所见的明确肿瘤的宫颈，已经与宫体分离，将宫颈部分标本如宫颈锥切标本一样铺平钉板。

将标本充分置于10%中性福尔马林缓冲液中固定过夜，钉板的部分组织面朝下浸泡。

取材

宫颈：无肉眼所见的明确肿瘤时，将已经分开固定的宫颈按锥切标本的取材方法完全取材。注意每片都带有阴道断端。

有肉眼所见的明确肿瘤时，对肿瘤充分取材。不同质地、颜色等区域分别取材。寻找肿瘤侵犯最深的地方，纵行切取整个切面，包括全层取材显示侵犯深度，以及相应阴道断端。可以分块取材，在示意图上标明取材部位。

子宫旁血管：左、右各1块。在宫颈、宫体交界的水平，

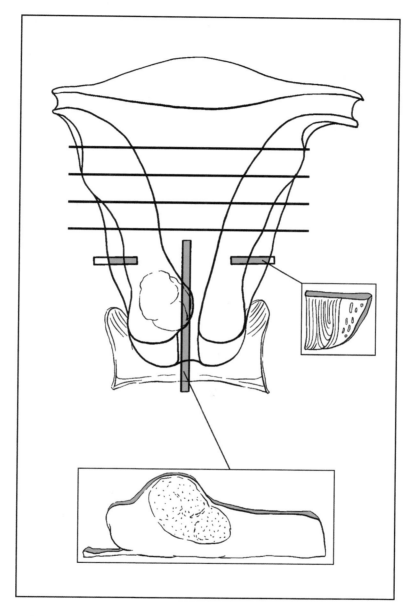

图 7-3　因宫颈癌进行的子宫全切标本。选择肿瘤浸润最深处，纵
行全层取材，宫旁血管需取材，注意阴道壁及阴道断端

垂直于子宫腔长轴，横行取材双侧子宫旁组织，显示子宫旁血管内有无瘤栓。如果宫旁组织可见肿瘤累及，增加取材。

宫体：取材同于良性病变的子宫，如有可疑宫颈病变累及，取材相应部位。

淋巴结：如有淋巴结，依临床分组，仔细寻找淋巴结，淋巴结全部取材。

报告格式及内容

肿瘤性质，侵犯深度，双侧宫旁血管、宫体受累情况，阴道切缘情况。子宫内膜时相。

示例

全切子宫，大小 11.2cm × 9.3cm × 6.8cm，宫颈长3.2cm，外口径3.8cm，附阴道壁长0.4cm，周径8.7cm。临床已沿前壁打开子宫，前壁肌层厚2.8cm，内膜厚0.5cm，书页状切开子宫，肌壁间未见特殊。宫颈4°～9°位置可见隆起型肿物，大小2.8cm×2.1cm×2cm，表面粗糙不平，可见浅溃疡。切面灰白色，实性，质硬，边界不清，侵犯颈管浅层，未累及子宫下段及宫体。

宫颈中分化鳞癌，浸润深0.9cm，颈管总厚度1.9cm，双侧宫旁血管未见癌，阴道断端未见癌。增殖期子宫内膜。

四、宫颈锥切标本

观察与固定

记录锥切下宫颈的高度、外口径。观察记录宫颈上皮的颜色，有无糜烂及糜烂范围。

经宫颈管12°处纵行切开宫颈，注意正对管腔中轴，不要

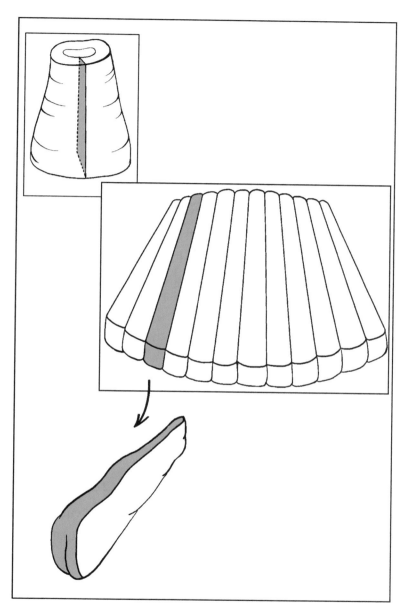

图 7-4　宫颈锥切标本取材。按 12 点纵行全部取材

切斜。小心地将标本铺开钉在硬板上，黏膜面朝上。注意操作时避免将上皮表面组织擦伤，入钉要在侧面间质的部分，不要直接钉在上皮表面。

将标本组织面朝下充分置于10%中性福尔马林缓冲液中固定4h以上或过夜。

取材

将标本小心地从硬板上取下，注意避免擦伤上皮表面，以颈管为中心放射状纵行切为12片，分别是1°~12°的组织，每片均应有上皮成分，一般厚2~3mm。如果宫颈很肥大，可以增多取材块数，但不能修剪掉上皮部分的组织。编号时均匀分配增多的组织片，以使点数大致对应宫颈的位置。送包埋的组织面要为同一方向的组织面。

报告格式及内容

分点报告宫颈病变的性质，有无浸润，如有浸润，要报告浸润深度和广度，各内口、外口切缘情况。

示例

锥切宫颈1个，锥高2.6cm，外口径2.2cm。4°~9°可见黏膜粗糙、糜烂，暗红色，边界不清，面积2.1cm×0.8cm。

（锥切）宫颈4°~10° CIN Ⅲ，6°、7°见早期浸润，深0.2cm，宽0.4cm。1°~3°、11°、12°慢性宫颈及宫颈内膜炎，各切缘未见病变。

第二节 胎 盘

观察与固定

正常生产的胎盘并不常规送检。送检的胎盘可能因为胎盘本身异常、生产过程异常或者胎儿异常一起送检，有时候，也可能因为母亲有基础疾病而需要观察对胎盘的影响。胎盘标本包括脐带、胎膜和胎盘实质。

测量记录胎盘的大小，附脐带长、直径，胎膜的面积。

观察记录脐带附着于胎盘的形式，可能为中心、偏心、边缘附着或呈帆状胎盘。如为帆状胎盘，要记录脐带附着处与胎盘边缘的距离。观察有无脐带打结，如有打结，记录其紧密程度、颜色、脐带粗细变化。垂直脐带进行切面，观察脐血管的数量，有无血栓、充血或坏死等情况。

检查胎膜的面积是否超过胎盘面积，胎膜的颜色和透明度，是否有黄色或绿色、有无结节等情况。制作胎膜卷：由胎膜破裂点到胎盘边缘，准备至少宽3cm的胎膜，用无齿镊夹住破裂缘胎膜，母面向内，旋转镊子向胎盘边缘将胎膜卷起，直到胎盘组织。用多个大头针扎入以免胎膜卷松散，从胎盘边缘剪下已卷好的胎膜卷，可以带有少量胎盘边缘组织。小心地将胎膜卷从镊子上褪下，放入10%中性福尔马林缓冲液中固定过夜。

观察胎盘子面的大血管走行方向是否清晰。母面胎盘略呈小叶状，是否清晰、分布均匀，有无分离的小叶，胎盘边缘是否完整，表面有无较多凝血附着。从母面书页状切开胎盘，间隔1~1.5cm，子面少许组织连接以保留完整性。观察切面颜色、质地，有无深红色或灰白色质硬区等。

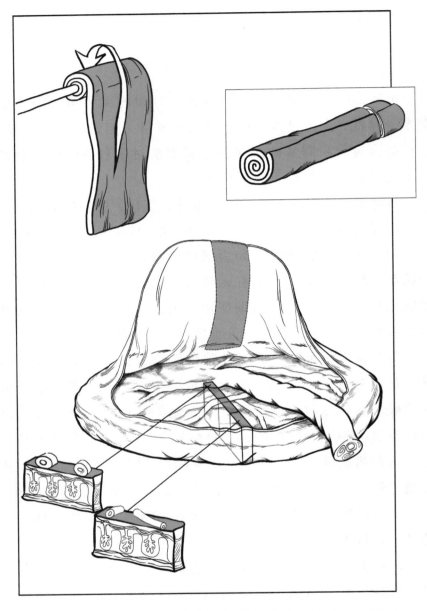

图 7-5　单胎胎盘。制作胎膜卷，脐带取材，胎盘全层取材

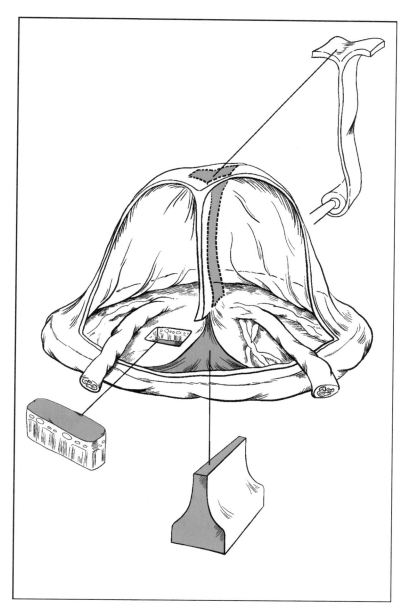

图7-6　双胎胎盘。注意选取共用胎膜制作胎膜卷，T区取材

双胎胎盘：双胎胎盘有以下几种形式：①双羊膜双绒毛膜，分离的胎盘。②双羊膜双绒毛膜，融合的胎盘。③双羊膜单绒毛膜，融合的胎盘。④单羊膜单绒毛膜，融合的胎盘。其中情况 1 相同于 2 个独立的胎盘，处理原则同单胎胎盘。情况 2、3、4，要观察两个脐带附着的情况，以及有无共用胎膜，共用胎膜与胎盘的附着情况、厚度、颜色。书页状切开时要沿垂直于共用胎膜，尽量连接两个脐带的切面方向。

画示意图标明胎盘形状、小叶分布、脐带附着、异常表现等情况。

将标本充分置于 10% 中性福尔马林缓冲液中固定过夜。

取材

脐带取材 1 块，垂直脐带长轴切取 1~2 个切面，置于一个蜡块盒中包埋。如有异常增加取材块数。

胎膜卷取材 1 块。将前一天制作好的胎膜卷取出，垂直切取 1~2 个薄片状胎膜卷，注意切取带大头针的薄片以免松散，连针放入蜡块盒中准备包埋。组织脱水后不易松散，包埋时再将大头针取出。

胎盘取材 3~5 块。取材要包括脐带根部、中间区域、胎盘边缘带少许胎膜处。要取材从子面到母面的全层，胎盘较厚区域可分块取材。如有出血、梗死等异常情况可增加取材块数。

双胎胎盘需分别取两个脐带附着处胎盘。此外，如前述情况 2、3 的双胎胎盘，要注意取材共用胎膜附着处的胎盘，并且带上部分共用胎膜。

在示意图上标明取材部位。

报告格式及内容

胎盘实质的异常情况，脐带血管数目，有无异常，胎膜有无感染迹象或其他异常。

示例

胎盘 1 个，大小 21cm×19.5cm×4cm。附脐带长 48cm，直径 2.2～2.5cm，切面可见脐血管 3 根。胎膜面积23cm×21cm，厚 0.3cm，灰白色，半透明。胎盘子面光滑，脐带中心附着，大血管放射状，走行清楚。子面暗红色，小叶状，分布均匀。书页状切开胎盘，切面暗红色、海绵状，可见暗红色质硬区，近胎盘中心，体积 3cm×2.1cm×1.7cm，及近边缘 2 处灰白色质硬区，体积分别为 2.2cm×1.8cm×1.7cm 及 3.1cm×2.7cm×1.1cm。

孕晚期胎盘，多灶性新鲜及陈旧性梗死，脐血管 3 根，胎膜未见特殊。

第三节　外　　阴

一、活检小标本

进行外阴活检通常是为了明确特异性的皮炎、外阴萎缩、外阴鳞状上皮内瘤样病变（VIN）或者浸润性癌。

取材时仔细计数检查全部小活检组织，取材原则与其他部位的皮肤活检标本类似（参见皮肤取材部分）。

二、手术切除标本

外阴手术切除标本包括外阴的局部扩大切除标本、半外阴根治切除标本和全外阴根治切除标本，通常是由于 VIN 或

观察与固定

1. 外阴局部扩大切除标本

类似其他部位切除的皮肤标本，呈椭圆形。仔细观察病变部位、大小、颜色、表面以及切面情况，距离内外侧切缘以及底切缘的距离。有时因 VIN 而切除的标本固定后肉眼很难确定部位，这时寻找之前小活检的痕迹有助于定位。

2. 半外阴根治切除标本和全外阴根治切除标本

半外阴根治（或部分外阴）切除标本需要手术医师进行定位标记。如果没有，需在取材前联系手术医师进行确认。

全外阴根治切除标本呈椭圆形，中央部分有与阴道开口相对应的缺损。一般标本易于定位：阴蒂位于中线上方，大阴唇被覆毛发，位于外周。附带的腹股沟脂肪组织位于标本上方的两侧。

测量记录标本的长度、宽度和厚度，仔细观察肉眼可见的病变部位、大小、颜色、表面以及切面情况，距离内外侧切缘以及底切缘的距离；任何肉眼可见的其他病变同样也要进行详细的描述。必要时手绘示意图或照大体相以辅助说明。如果附有一侧或双侧的腹股沟脂肪，应分别标记并仔细寻找其中的淋巴结。

取材

所有肉眼可见的病变都要进行取材，病变小时可以将全部病变取材，病变大时取材要包括病变不同质地的部分以及病变与周围组织的交界，取材块数至少保证不少于每厘米一块。

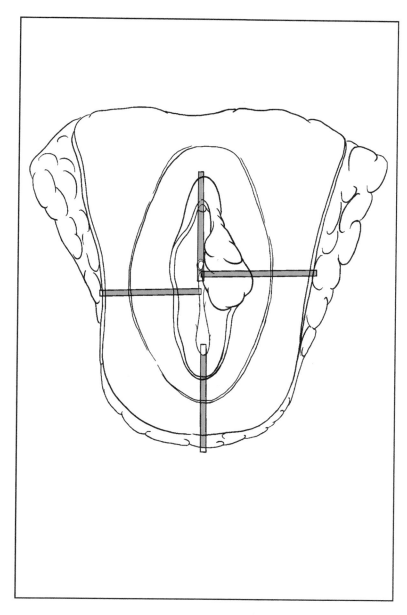

图 7-7　全外阴根治切除标本。放射状取材，标记部位，注意切缘

内侧、外侧以及底切缘。

对侧大体正常的皮肤也要进行取材。

阴蒂和尿道口纵切进行取材。

双侧腹股沟脂肪组织应分别标记，仔细寻找其中的淋巴结，所有找到的淋巴结都应取材。

报告格式及内容

肿瘤的部位、类型、分化、浸润深度、累及范围、各切缘情况、有无脉管瘤栓、淋巴结受累情况（部位、数目等）以及周围皮肤情况。

示例

全外阴根治切除标本，大小 16cm × 12cm ×（1.9～2.6）cm，中央部分组织缺损，缺损区体积约 2cm × 2.5cm × 2.3cm，左侧大阴唇偏上位置、距阴蒂 1.5cm 可见一菜花样隆起型肿物，大小 3.5cm × 2.8cm，高处周围皮肤 0.8cm，肿物切面灰白、实性、质硬，与周围组织界限不清，未累及阴蒂，肿物侵及皮下组织，距离底切缘最近距离约 1.2cm，距外侧切缘最近距离 2.1cm，距离内侧切缘最近距离 1.9cm。靠近肿物外侧部分皮肤变薄，略呈苍白色，质稍韧，距外侧切缘最近距离约 1.2cm。左侧腹股沟脂肪组织中找到淋巴结样组织 10 余枚，直径 0.3～1.1cm，右侧腹股沟脂肪组织中找到淋巴结样组织 10 余枚，直径 0.5～0.9cm。

左侧大阴唇中分化鳞癌，侵及皮下组织（浸润深度 1.1cm，切除组织厚 2.3cm），未累及阴蒂，可见脉管瘤栓，周围皮肤可见硬化性苔藓改变，各切缘未见特殊。淋巴结未见转移癌（左腹股沟 0/16，右腹股沟 0/20）。

第四节 阴　　道

一、活检标本

阴道活检标本通常是因为怀疑上皮内肿瘤、小灶性腺病和局灶色素性病变。对所有活检小组织块要仔细检查，辨别极向和可疑病变处，对稍大者（直径＞0.4cm）要沿病变垂直向基底作切面，所有组织块均应按照极向进行包埋。

二、局部病变单纯切除标本

阴道局部病变单纯切除标本通常是因为临床怀疑息肉或囊肿等良性局限病变，要注意观察记录送检标本的大小、形状、表面、切面情况，如为囊性，注意囊壁厚度、是否光滑、内容物的性状等，一般临床医师会标明息肉的蒂部，要注意对蒂部（即切缘）的取材。

三、阴道切除标本

观察与固定

阴道切除标本通常是因恶性肿瘤而伴随子宫和宫颈一起切除的手术标本，病变通常仅累及（或位于）阴道上部。累及阴道下部的恶性肿瘤通常以放疗为主，不做切除。偶尔，单纯的阴道切除标本也可以见到。新近开展的宫颈根治切除加上段阴道切除手术的标本尚不多见。

仔细辨别标本的解剖学方位，可以通过连带的子宫与双侧附件以及后穹窿进行辨别，临床医师对病变位置的描述可以作为重要参考。如为单纯阴道切除标本，一般临床医师会作相应的缝线标记。如难以确定方位或未观察到明确病变，切勿急于切开取材，应请临床医师共同检查标本。

纵向打开阴道后，观察记录切除阴道部分的长度、周径以及与周围脏器的关系，仔细记录肿瘤的位置（距离阴道切缘的距离）、大小、形状、表面及切面情况，应仔细量取肿瘤浸润最深处的深度以及与远端切缘的距离，浸润最深处及远端切缘均应进行取材。

大体上肿瘤有否累及宫颈要注明，宫颈与肿瘤的关系要取代表性的切块。连带的子宫与附件部分的观察方法参见相应章节。

取材

肿瘤：选取肿瘤组织的代表性切面取材，包括不同性状的区域、肿瘤与宫颈的关系、肿瘤与远端切缘等。

阴道切缘：一般推荐沿肿瘤距阴道切缘最近处纵向切取组织块，少见情况下（如大体观察不到明确病变、不能确定病变范围时）可以横切阴道切缘，全部进行包埋。

淋巴结：所有能够找到的淋巴结均应进行取材，并注明相应部位。

其他：连带的子宫、附件等按照相应规则取材，参见相应章节。

报告格式及内容

肿瘤部位、大小、类型、分化、切缘情况以及周围黏膜有无上皮内病变、有无脉管瘤栓、淋巴结累及情况（要按照相应部位分别记录）、其他器官情况。

示例

切除全子宫及部分阴道，子宫大小 12 cm × 11 cm × 9 cm，浆膜面尚光滑，宫颈长 2 cm，外口径 3.6 cm，临床已沿子宫前壁方向纵向打开子宫及阴道，子宫颈轻度糜烂，前壁肌层厚 2.3 cm，内膜光滑，厚约 0.2 cm，书页状切开子宫，子宫后壁肌层内可见一灰粉结节，直径 1.2 cm，结节切面实性、质韧、呈编织状，与周围组织界限清楚；切除部分阴道长 5 cm，周径 6.5 ~ 9.2 cm，厚 0.3 ~ 0.9 cm，距宫颈下方 0.9 cm、阴道后穹隆 4 ~ 7 位置可见一粗糙隆起区，体积 2.1 cm × 1.8 cm × 0.3 cm，切面灰白、实性、质稍硬，肉眼侵及黏膜下组织，与周围组织界限不清，距阴道切缘最近距离 2 cm。阴道旁软组织中找到淋巴结样组织数枚，直径 0.2 ~ 0.6 cm。

阴道上段高分化鳞癌（大小 2.1 cm × 1.5 cm × 1.2 cm），浸润肌层（浸润深 0.5 cm，该处阴道壁厚 0.9 cm），未累及子宫颈，周围黏膜未见特殊，未见脉管瘤栓，淋巴结未见转移癌（阴道旁 0/3）；子宫平滑肌瘤，增殖期子宫内膜，慢性宫颈及宫颈内膜炎。

第五节　输　卵　管

单独切除输卵管而送检的标本较为少见，通常是由于各种良性囊肿、输卵管积液（积水或积脓）、输卵管妊娠或输卵管绝育等，因输卵管癌切除的标本只占很小的比例。大多数情况下，输卵管标本是伴随卵巢和/或子宫病变一起切除的，其中对输卵管的观察和取材也与单独切除输卵管标本一致，所以下面只对单独切除的输卵管标本分类进行叙述，伴随子宫和卵巢标本的情况可以此为参考。

一、输卵管非肿瘤性病变切除标本

观察与固定

输卵管非肿瘤性切除标本包括各种良性囊肿（马氏囊肿、系膜囊肿、子宫内膜异位囊肿等）、输卵管绝育标本、输卵管积液（积水或积脓）和输卵管妊娠标本等。对各种囊肿要仔细观察测量大小、表面是否光滑、与周围组织的关系、是否与输卵管管腔相通、囊内容物性状、囊壁厚度、囊壁是否光滑，如有乳头状突起及粗糙区，要观察记录大小、质地等。输卵管绝育标本一般是切取的一段长 0.3~0.5cm 的管壁组织，应仔细辨别管腔位置。对输卵管积液切除标本要仔细观察记录积液的量、性状等以及输卵管与周围组织的关系、周围组织有无干酪样坏死等病变。输卵管妊娠标本很难见到完整卵管，一般均较破碎不整并有较多凝血块，应详细观察记录送检组织量、管壁样组织的长度及直径、管壁破损出血处的情况以及在管壁及凝血中有无见到妊娠证据（绒毛、胚胎）。对大体正常的输卵管标本，应每隔 3~5mm 作连续切面，仔细观察有无微小病变。

取材

如未见明显病变，可以选取三块囊壁组织进行立埋，如果囊肿较小（<1cm）且未观察到明显异常时，可以将囊肿整体包埋；对怀疑子宫内膜异位的标本，应选取附着出血坏死物周边区域取材，附着物太厚处不易取到上皮；对囊壁乳头状突起及粗糙区域应重点取材，并相应增加取材块数；对输卵管绝育小标本，取材包埋时要注意保证管腔横切，以利于观察输卵管各层结构。对输卵管积液标本，除选取积液处取材外，还应选取与周围区域交界处以及周围病变区域取材，

以利于查找积液原因。取材时要注意取管壁破损处以及明确的绒毛、胚胎组织，与宫内孕不同的是，在输卵管妊娠的凝血中往往可以找到绒毛，所以在大体未见明确妊娠证据时应对凝血多取材包埋。当送检标本有较正常输卵管或对侧输卵管时，也应对其不同部位进行取材，以协助查找促成异位妊娠的病因，如未观察到明显异常，通常取两个横断切面进行包埋。

报告内容及格式

主要病变；周围卵管情况；其他异常（如有）。

示例

送检输卵管组织一条，长 5.5cm，直径 0.4~1.5cm，伞端可见。卵管浆膜面较为粗糙，峡部至壶腹部粘连迂曲，粘连中间部分呈囊性扩张，直径达 1.5cm。切面卵管管腔可见，粘连部分卵管壁内可见散在暗褐色凝血样物，卵管囊性扩张部分内含淡黄色清亮液体，内壁尚光滑。

输卵管子宫内膜异位症，伴输卵管粘连积水。

二、输卵管肿瘤性病变切除标本

观察与固定

送检的输卵管癌手术标本通常包括全子宫和双侧附件，此时卵管外器官组织的观察与取材可参照相应章节，对输卵管要记录肿瘤的部位（左、右或双侧）、三维尺寸、颜色、质地以及有无出血坏死、浆膜是否受累、伞端是否开放等；对因具有肿瘤高发遗传易感性而进行的双侧输卵管预防性切除的病例，应每隔 2~3mm 作连续的横断切面，仔细观察有无微小病变。

肿瘤至少应每厘米取一块，任何切面质地不同的区域均应进行取材，任何可疑的浆膜受累位置都要进行取材，并对肿瘤与周围卵管黏膜的移行区域取材（以寻找卵管原发的证据），周围大体正常的卵管以及对侧大体正常的卵管也要选择性的进行取材。

双侧输卵管预防性切除标本，应每隔2~3mm作连续的横断切面，并将双侧卵管组织全部取材包埋进行组织学检查，因为这些病例的早期微小病变经常是肉眼不可见的。

报告内容及格式

肿瘤的部位、类型、分化、大小、播散的范围、有无脉管瘤栓、淋巴结有无转移、其他器官受累情况、腹腔冲洗液/囊液有否肿瘤细胞。

示例

全切子宫及双附件，子宫大小16.2cm×12.3cm×9.8cm，宫颈长3.6cm，外口径2.8cm，子宫浆膜面尚光滑，未见明显粗糙粘连区。临床已沿前壁打开子宫，前壁肌层厚2.6cm，内膜厚0.5cm，内膜尚光滑，书页状切开子宫，肌壁间未见特殊。左卵管长7cm，直径0.4~2.1cm，浆膜面尚光滑，中段偏壶腹部呈囊状膨隆，与周围逐渐移行，伞端可见，呈闭合状态；切面距间质部1.5cm、距伞端3.5cm卵管呈囊状膨隆处充满乳头状突起物，体积2cm×3.5cm×1.1cm，切面呈灰白色，未见明确灰褐色出血坏死区，质地中等，肉眼肿物

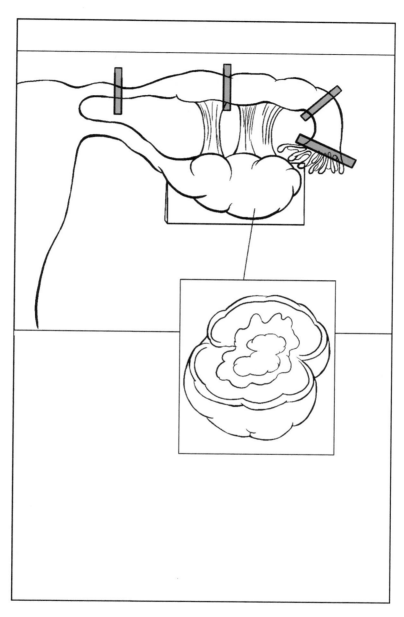

图 7-8 卵巢及输卵管非肿瘤病变切除标本 自卵巢门部对侧沿最
大面打开卵巢，观察切面并取材

限于输卵管壁内，未累及浆膜。左卵巢大小2.1cm×1.9cm×0.7cm，表面及切面均未见特殊。右卵管长6.5cm，直径0.3～0.6cm，浆膜面光滑，伞端可见，切面管腔可见，未见明显特殊。右卵巢大小2cm×1.8cm×0.8cm，表面及切面均未见特殊。（腹腔冲洗液）浅粉色透明液体约600mL，未见明显沉淀物。

左卵管中分化腺癌（大小2cm×3.5cm×1.1cm），侵及卵管肌层，未累及浆膜，未见明确脉管瘤栓；（腹腔冲洗液）未见瘤细胞。右卵管及双卵巢未见特殊。增殖期子宫内膜，慢性宫颈及宫颈内膜炎。

第六节　卵　　巢

一、卵巢活检标本

对卵巢穿刺和楔形切除活检标本，应仔细观察记录大小、表切面情况并全部进行取材包埋。

二、卵巢切除标本

观察与固定

卵巢的病变复杂多样，从良性、交界性到恶性各种各样，大体表现也多种多样，但基本上可以分为囊性、囊实性和实性三种情况，其观察、取材的原则相似，所以放在一起叙述。

卵巢切除标本一般都附有卵管，应对其进行观察记录。卵巢标本应测量记录卵巢的三维大小，仔细观察记录皮质表面是否光滑，表面是否有肿瘤附着或乳头状物生长以及包膜有无破裂（对分期和术后是否化疗很重要）。对大体观察异常的卵巢应沿最大切面平行方向至少每隔1cm做一切面。切取时不要对卵巢皮质表面进行修整，以保留表面的生发上皮。

如果病变是囊性的，要观察记录囊是单房还是多房，是否有小的子囊，囊内液体的性状，囊内壁是否光滑及是否有乳头状突起，囊内有无其他成分，如毛发、牙齿、皮脂样物等。囊周边有否残存的正常卵巢皮质。当囊较大时，囊内压力可能较高，要注意从远离自己的一侧切开，防止液体喷溅污染。

如果病变是实性的，要观察记录实性区的大小、颜色、质地、有无出血坏死、与周边组织的界限是否清楚等。

如果病变是囊实性的，应对囊性区和实性区分别进行观察记录。

对因具有高的肿瘤遗传易感性而进行的预防性卵巢切除标本，应每隔 2～3mm 做连续切面，仔细观察大体有无异常所见。

对伴随子宫病变一并切除的大体观察正常的卵巢标本，可沿最大面一分为二切开，并进行观察记录。

对卵巢旁的囊性或实性病变，与卵巢内病变进行相似的观察记录。

送检的网膜组织，应测量三维大小并进行薄切，以利于观察记录有无肿瘤结节、沙粒体以及增厚变硬区等。

取材

对因具有高的肿瘤遗传易感性而进行的预防性卵巢切除标本，所有卵巢组织（包括输卵管）均应进行取材包埋，因为可能发现肉眼不可见的微小肿瘤。

对伴随子宫病变一并切除的大体观察正常的卵巢标本，可以沿最大面切取一块进行包埋。

对大体观察倾向良性囊性病变的标本（囊壁薄而光滑），选取代表性区域适当取材，一般可以三块一栏立埋，取一个至两个包埋盒即可。但对黏液性病变，由于恶性区域可以很局限并可以与交界和良性区域共存，故需至少每厘米取一块进行包埋。

对出现乳头状突起的区域应适当增加取材数量，对大体即有恶性表现的病变，要注意选取有代表性区域取材，包括不同质地的区域，一般保证每厘米取材一块。要特别注意对包膜破裂或肿瘤浸润包膜处进行取材。

卵巢旁病变的取材与此相似。

对网膜组织要注意选取有代表性的区域进行取材。大体正常时，取一个至两个组织块就可以了。大体有比较明确的肿瘤结节甚至形成网膜饼时，取一块证明肿瘤累及网膜即可。而对网膜有异常大体表现的交界性病变，应适当增加取材数量。

报告内容及格式（以卵巢癌为例）

肿瘤部位（左、右还是双侧）、类型、分化、包膜情况、有无脉管瘤栓、淋巴结有无转移、网膜有无受累、其他器官情况、腹腔冲洗液/腹水有无瘤细胞、其他病变（如透明细胞癌常与子宫内膜异位并存）。

示例

全切子宫及双附件，子宫大小 15.2cm × 12.5cm × 10.8cm，宫颈长 2.9cm，外口径 2.2cm，子宫浆膜面尚光滑，未见明显粗糙粘连区。临床已沿前壁打开子宫，前壁肌层厚 2.1cm，内膜厚 0.1cm，内膜尚光滑，书页状切开子宫，肌壁间未见特殊。左卵管长 6.5cm，直径 0.4~0.8cm，浆膜面光滑，伞端可见，切面管腔可见，未见明显特殊。左卵巢大小 2.2cm×1.7cm×0.7cm，表面及切面均未见特殊。右卵管长 6.3cm，直径 0.3~0.6cm，浆膜面光滑，伞端可见，切面管腔可见，未见明显特殊。右卵巢大小 10.3cm×8.2cm×4.5cm，表面大部分光滑，局部见乳头状突起，大小 0.6cm×0.4cm×0.2cm。切面卵巢组织大部为一囊实性肿物取代，肿物囊性区大小 7.2cm×4.5cm×3.2cm，呈多房状，内含淡黄色液体，内壁尚光滑。实性区体积 3.5cm×3.2cm×1.5cm，切面灰白、实性、质稍硬，与周围组织界限不清，局部似侵及包膜（表面乳头状突起区）。肿物周边部残余部分卵巢组织，体积约 1.2cm×1.1cm×0.9cm，可见卵巢白体。（大网膜）送检网膜组织 1 块，体积 32cm×（19~25）cm×（0.5~1）cm，未及明确质硬结节。（左髂血管淋巴结）找到淋巴结样组织数枚，直径 0.3~0.9cm。（右髂血管淋巴结）找到淋巴结样组织约 10 枚，直径 0.2~1.5cm。（左髂总淋巴结）找到淋巴结样组织 10 余枚，直径 0.5~1.2cm。（右髂总淋巴结）找到淋巴结样组织 10 余枚，直径 0.3~1.6cm。（腹主动脉旁淋巴结）找到淋巴结样组织数枚，直径 0.4~0.8cm。（腹腔冲洗液）淡黄色透明液体约 300mL，未见明显沉淀物。

右卵巢中分化子宫内膜样腺癌，侵破被膜，未见明确脉管瘤栓；淋巴结未见转移癌（左髂血管淋巴结 0/5，右髂血管淋巴结 0/9，左髂总淋巴结 0/11，右髂总淋巴结 0/16，腹主动脉旁淋巴结 0/3）。（腹腔冲洗液）未见瘤细胞。左卵巢及双卵管未见特殊。萎缩性子宫内膜，慢性宫颈及宫颈内膜炎。

第八章 乳腺及皮肤病理标本的检查及取材规范

第一节 乳　　腺

一、可触及肿块的乳腺活检和局部切除

观察与固定

所有乳腺标本，即使是整形的标本，都要在新鲜状态下检查，在新鲜组织观察微小浸润性肿瘤的细小硬化区比较容易。甲醛固定后所有组织变硬，很难区分。局部切除的标本一般有下列几种情况：①大体所见为良性，如纤维腺瘤等；②手术中冰冻病理标本；③导管内肿瘤；④大体可确定的恶性肿瘤包块切除术，有时附带部分皮肤组织及乳头。取出送检的标本，首先观察是不整形还是结节状，如果是不整形，先描述大小，以手触之，触到肿物，沿最大面切开，观察肿物的形状、质地、颜色及与周围界限的关系，间隔 0.5cm 平行于第一刀书页状切开。如果是术中冰冻所送标本，沿肿物最大面切开后，如果高度怀疑恶性，取冰冻标本前，一定描述肿瘤大小。因为肿瘤大小对乳腺癌的预后非常重要。冰冻所剩标本的取材者，首先应查看冰冻结果，然后平行于冰冻医师取材方向书页状切开，冰冻结果为恶性者，如果找不到明确的肿瘤，应找冰冻医师共同查看，以免遗漏。因为冰冻组织的免疫组化结果不佳。

临床因怀疑导管内肿瘤而送检的标本，一般都有美兰及探针标记。美兰及探针的走行即为乳腺内大导管的走行，垂

直于导管书页状切开乳腺组织，仔细观察是否有扩张的导管及囊，描述其直径。注意囊内壁是否光滑或者导管内是否有内容物，内容物的质地、颜色及肉眼与管壁的关系。如果内容物极易脱落，应单独取材，体积较小者应用纱布包。

大体可确定的恶性肿瘤包块切除，如果带部分皮肤和乳头，首先描述送检组织大小，再描述所附皮肤面积，皮肤的颜色、质地，乳头偏心或中央附着，有无凹陷、糜烂等。则以手触质硬区，沿质硬区与乳头的连线最大面切开，平行于最大面书页状切开乳腺，描述肿物距离乳头的水平距离及距皮肤和底切缘的垂直距离。描述肿物的形状、质地、颜色及与周围乳腺的关系。描述周围乳腺的颜色、质地。将标本充分置于中性10%福尔马林缓冲液中固定过夜。

取材

大体所见为良性的标本：肿瘤区取 1～2 块即可，最好带上肿瘤的边界。如果切面细腻，边界不清，怀疑叶状肿瘤的标本则取 3～4 块，最少有 1 块取肿瘤和边界的关系。

冰剩标本：如果冰冻结果为良性病变，只取 1 块即可。如果冰冻结果为恶性，则在肿瘤许可的情况下取 3 块。如肿瘤较小，则把剩下的肿瘤组织取全。如果未找到明确肿瘤区域，请冰冻大夫看标本，取冰冻取材部位周围的乳腺组织 1～2 块。

导管内肿瘤：取材所有导管内有实性病变的组织，如果仅为扩张导管，取 2～3 块即可。如果为囊性病变，则取囊壁粗糙区 2～3 块。

大体可确定的恶性肿瘤包块切除（带部分皮肤或乳头）：平行于输乳管切取乳头 1 块，镜下可观察肿瘤是否累及输乳管及乳头皮肤。肿瘤区 3 块，周围乳腺取 1 块。如果肉眼距离皮肤很近，则皮肤和肿瘤的关系取一块。底切缘取一块，应垂直于底切缘切取。如肿瘤距离底切缘很近，则在底切缘上涂墨，将肿瘤和底切缘取在一块内。

报告格式及内容
主要病变

示例

1. 灰粉灰黄组织一块，大小 3.4cm×2.5cm×1cm，切面见一结节，大小 1.5cm×1.2cm×1cm，似被包膜，结节切面灰粉、实性、质韧、与周围组织界清。

（左）乳腺纤维腺瘤及乳腺腺病，部分导管上皮增生及不典型增生。

2. 灰粉灰黄组织一块，大小 4.5cm×3.5cm×2cm，其中一侧附皮肤面积 2.5cm×1.5cm，切面可见一灰粉结节，大小 1.6cm×1.4cm×1cm，切面灰粉、实性、质韧，与周围组织界不清。

（左）乳腺低度恶性分叶状肿瘤及乳腺腺病。

3. 灰粉灰黄不整形组织一块，大小 3cm×3cm×1cm，灰粉灰黄，实性，质中，切面可见部分导管扩张，直径 0.05 ~ 0.2cm，内似含细乳头样物。

（右乳外下）乳腺导管内乳头状瘤，乳腺腺病，部分导管扩张，导管上皮增生。

4. 带梭形皮肤的灰粉组织一份，梭形皮肤面积为 5cm×1.4cm，灰粉组织大小 7cm×6.5cm×4.5cm，切面可见灰白灰黄结节，大小 2.5cm×2.3cm×2.5cm，实性、质硬，与周围组织界不清。

冰剩组织一块，大小 2.2cm×1.5cm×0.2cm。

（右）乳腺浸润性导管癌（大小 2.5cm×2.3cm×2.5cm，高分化），部分呈小管癌改变。

免疫组化结果显示：CD10（－），CK5/6（－），ERα（85%，强阳），ERβ（80%中阳），Her-2（0），PR（80%，中阳），p53（＋），p63（－），Ki-67 index 约 10%。

二、因恶性病变进行的乳腺切除术

乳腺改良根治术，切除所有的乳腺组织包括腋窝尾部，连同乳头、周围皮肤以及腋窝下部数量不等的带有淋巴结的脂肪组织；保留胸肌。此种术式最常见。

乳腺单纯切除术，切除包括全部或几乎全部乳腺组织、乳头以及数量不等的周围皮肤。

皮下乳腺切除术，包括大部分乳腺组织、不切除其上的皮肤或乳头，并且经常不切除腋尾。

乳腺象限切除术，大约切除相当于乳腺四个解剖学象限中的一个象限的乳腺组织，经常同时切除腋窝组织。

观察与固定

病理医师接到标本，应首先辨别标本的方位。乳腺组织的常规标识是以乳头为中心画水平及垂直两条线，将其划分为外上、外下、内下和内上四个象限。或者以乳头为中心，其正上方为 12 点，顺时针分为 12 点。在乳腺改良根治性切除标本，以腋窝的脂肪组织作为外侧的标志，通过病理申请单上的左右信息，将乳腺标本皮肤面朝上平铺于取材台上。摆好之后，标本的位置就如我们与病人面对面一样。

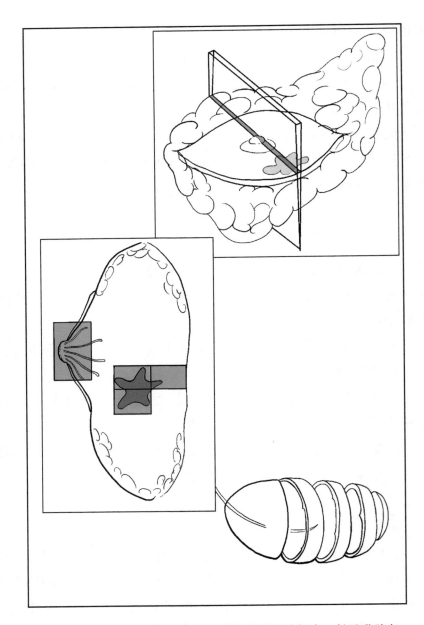

图 8-1 乳腺改良根治切除标本及乳腺局部切除标本。触及乳腺包
　　　块后，沿乳头及包块打开乳腺，除肿瘤外，乳头及底切缘
　　　常规取材。右下角为乳腺局部切除，带探针，需垂直探针
　　　书页状切开，仔细检查

此刻测量乳腺标本的总大小，表面所附梭形皮肤的面积，有无橘皮样外观、水肿等异常改变。乳头是中央或偏心附着，有无凹陷、糜烂等。以手触质硬区，描述质硬区所处乳腺的象限及距离乳头的水平距离，沿质硬区与乳头的连线最大面切开，描述肿物及距皮肤和底切缘的垂直距离。肿物的形状、质地、颜色及与周围乳腺的关系。平行于最大面书页状切开乳腺，仔细观察除主要肿瘤之外有无可疑肿瘤的区域。观察周围乳腺的颜色、质地。在乳腺组织与腋窝脂肪交界区断开腋窝脂肪组织。将标本充分置于10%中性福尔马林缓冲液中固定过夜。有时所接到的改良根治标本在术中做过冰冻检查、以前做过局部切除或穿刺活检。此时，在乳腺的皮肤可见一手术缝线、瘢痕或穿刺针眼。描述缝线、瘢痕和穿刺针眼的象限及与乳头的距离，沿乳头与缝线的连线切开第一刀。缝线或瘢痕下可见组织缺损区或瘢痕区，描述此区的具体位置（与描述肿瘤的位置一样）和大小。缺损区内容物的颜色、质地。以手触之，注意缺损区周是否有可疑的质硬区，描述并记录之。平行于第一刀书页状切开乳腺，注意观察周围乳腺中是否还有可疑肿瘤的区域，如有则描述并记录。同样，书页状切开之后将乳腺充分置于10%中性福尔马林缓冲液中固定过夜。

取材

乳头取1块，一定要垂直乳头、平行于输乳管的最大面，剖标本时可将乳头分为一大、一小两半，这样取材时修饰较大的一半，以免乳头被固定后卷缩，导致切片切不全。

底切缘取一块，如果肿物与底切缘距离很近，将底切缘涂墨，将肿物及底切缘取在一块。

肿物取3块，如果是缺损区，缺损区周取2块，尽量取缺损周质硬区。

周围正常乳腺取 1 块，如果周围乳腺中也有疑似肿瘤的部位，每个疑似部位取 1~2 块。

腋窝淋巴结取材个数应大于 10 个。

报告格式及内容

完整的乳腺癌病理报告的内容包括：组织学类型、组织学分级（高、中、低分化）、肿瘤大小、底切缘、血管/淋巴管侵犯、皮肤和乳头的侵犯、淋巴结转移情况、雌孕激素受体（ERα、ERβ、PR）、Her-2、P53、Ki-67、CK5/6 蛋白的表达情况。

示例

例一：（右）乳腺浸润性导管癌（中分化，大小 1.3cm×1.5cm×1.3cm）；底部切缘未见特殊；可见脉管瘤栓；未侵及乳头及皮肤；淋巴结转移性癌（腋窝 1/19，第三站 0/8）。

免疫组化结果显示：CK5/6（-），ERα（100%，强阳），ERβ（-），Her-2（1+），Ki-67 index 15%，PR（100%，强阳），P53（-）。

例二：（右）乳腺低级别导管内癌，局部有浸润（直径 6cm，浸润癌占 5%，中分化）；底部切缘未见特殊；可见脉管瘤栓；未侵及乳头及皮肤；淋巴结转移性癌（腋窝 5/22，第三站 0/3）。

浸润癌免疫组化：CK5/6（-），ERα（80%，强阳），ERβ（-），Her-2（0），Ki-67 index 20%，PR（90%，强阳），P53（+）。

例三：（左）乳腺低级别导管内癌（直径约 4cm）；底部切缘未见特殊；未侵及乳头及皮肤；淋巴结未见转移癌（腋

窝 0/20）。

免疫组化结果显示：CK5/6（－），ERα（90％，强阳），ERβ（90％，中阳），Her-2（0），Ki-67 index 20％，PR（90％，强阳），P53（＋）。

第二节　皮　　肤

一、因良性病变而进行的切除

观察和固定

因良性病变切除的皮肤组织一般为色素痣、脂溢性角化症、其他良性皮肤病变以及小的基底细胞癌，切除时一般留有较窄的边缘，标本的大小主要取决于病变的大小。处理前充分固定；如果临床或大体检查怀疑为恶性，则用墨汁涂抹手术切缘。我院进行的良性皮肤切除一般为梭形皮肤。拿到标本首先测量标本大小，梭皮的面积，病变所处的位置、数目、是皮表还是皮下。如果临床有系线，应按临床提示方位摆好，对病变方位进行详细描述。如为皮表病变，记录病变的大小、颜色、形状、是否突出于皮面、有无破溃、距离最近切缘的距离。通过病变中心作十字切。切开后观察病变的深度，如果是皮表的病变，记录病变的浸润深度是位于表皮内还是浸润至皮下、距离底切缘的距离。如果是皮下的病变，记录病变位于皮下的距离及与底切缘的距离，实性或囊性、颜色、质地、有无包膜。病变如为囊性，记录囊内容物的性状。描述肿物周围皮下组织的颜色、质地。

取材

表皮病变应作"十"字切取，通过病变沿短轴取 1 块，

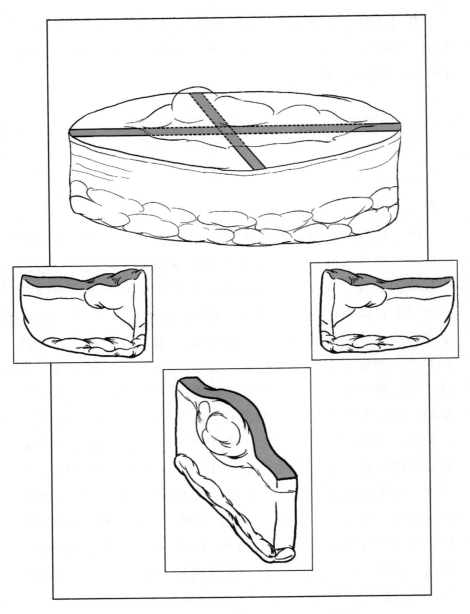

图 8-2　皮肤病变，"十"字取材，显示切缘

如有数个病变，尽量每个病变都取到，其中一块必须包括离切缘最近的病变。通过病变取病变与两侧长轴切缘的关系，各1块。如果病变较小前面3块放在一个取材盒内。如果病变很大，一个取材盒放不下，则病变与上下短轴切缘及底切缘的关系，可切一个面，各取1块，两侧长轴切缘各取1块（如果长轴切缘距离病变较远，取材时不一定非要带上病变）。如果病变怀疑恶性，则可加取1~2块病变。如果病变为皮下，如表皮样囊肿，一般取材1块标本已足够诊断。如果皮下肿瘤较大，则肿瘤取2~3块，其中1块带上与皮肤的关系即可。

报告格式及内容

主要病变，切缘情况。

示例

皮肤及皮下组织一块，大小 1.2cm×0.6cm×0.5cm，皮肤面积 1.2cm×0.6cm，皮表中央可见一灰褐区，面积 0.3cm×0.2cm，平于皮面，距最近切缘0.1cm，切面肉眼见病变限于皮表。

（左足）混合痣，各切缘净。

二、因恶性病变而进行的切除

用墨汁涂抹所有切缘，肿瘤较大者沿短轴每隔1cm书页状切开固定，第二天取材。表皮病变应记录标本的形状、大小，所附的皮肤面积，病变数目、位置、大小、形状、颜色、结构；有无隆起或凹陷，有无溃疡，边缘的类型（界限是否清楚，扁平或隆起）；距最近切缘的距离；有无卫星结节。皮下的巨大恶性肿瘤，如脂肪肉瘤，一般所附皮肤较少，沿肿物最大面通过皮肤平行切开，记录肿瘤距表皮的距离，有无包膜、与周围组织的界限、颜色、质地、有无出血、坏死等。

取材

梭形皮肤的病变仍应按"十"字切取的方法进行。较大的标本，靠近中间的部位沿短轴平行切，尽量使第1片由病变中心到大体上的手术边缘最窄。肿物取3块，其中2块分别包含与短轴最近切缘的关系，两顶端的组织平行于长轴各取1块，距离底切缘最近的部位取1块。如遇怀疑外阴VIN的病变，应将标本照相，描述所有可能病变的部位、大小、颜色及其与最近切缘的距离。画图并标识取材部位，每处病变都沿短轴切取，包含和切缘的关系。皮下的巨大恶性肿瘤不必按十字法取材，沿肿物最大面通过皮肤切开后，肿瘤不同质地的部位各取1块，与肿物周围组织的交界取1块，如有包膜，带包膜取1块，肿物与皮肤的关系取1块。如果肿物与皮肤距离较远，则单独取1块皮肤组织即可。

报告格式及内容

主要病变，浸润深度，切缘情况。

示例

皮肤及皮下组织1块，大小8cm×5.4cm×0.3cm，皮肤面积8cm×5.4cm，皮表中央可见不规则灰色隆起区，面积6cm×5cm，高出皮面0.5cm，表面结痂，易脱落。距最近切缘0.6cm，切面病变似侵及皮下浅层。

（右手）基底细胞样鳞癌，局灶侵及真皮，各切缘净。

第九章　淋巴造血系统病理标本的检查及取材规范

第一节　淋巴结

一、因淋巴结肿大切除的标本

观察与固定

淋巴结的数目、形状、大小、表面包膜（是否光滑、完整、有无与周围组织粘连）、有无淋巴结相互粘连、融合等；切面：颜色、质地是否均一、有无干酪样坏死、脓液、结节样病变等。

因淋巴结被膜较为致密，固定液不易渗入，故主张将淋巴结沿长轴纵行切开，置于充足的10%中性福尔马林缓冲液中固定。

取材

沿长轴纵行切开，取最大切面，整面包埋（带包膜）；若最大径超过1.5cm，同一平面分成几块包埋，视具体情况再取不同水平切面包埋。

报告格式及内容

病变性质：反应性增生；炎症（坏死性炎、肉芽肿性炎、化脓性炎等）；肿瘤，包括转移性癌和淋巴瘤（霍奇金、非霍奇金、T细胞性、B细胞性）。

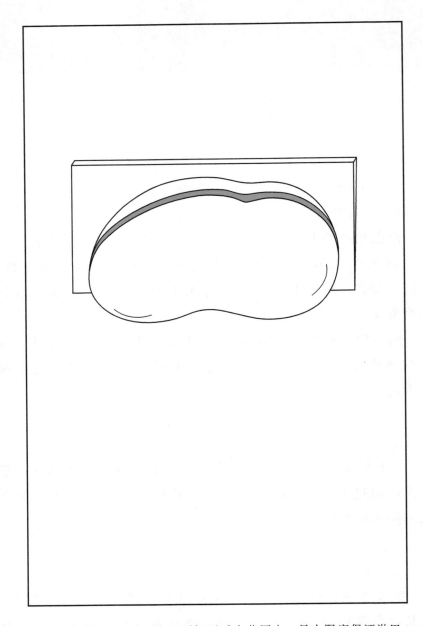

图 9-1 淋巴结活检，务必要切开后充分固定，最大限度保证淋巴结结构

示例

淋巴结样组织一枚，呈扁圆形，大小 1.5cm × 1.3cm × 0.8cm，表面包膜完整、光滑，切面呈灰粉色、实性、质细腻、有光泽。

病理报告：非霍奇金淋巴瘤（弥漫大 B 细胞型）。

二、因恶性肿瘤行淋巴结清扫的标本

取材

依临床分组，仔细在脂肪中寻找尽量多的淋巴结包埋，直径较大的淋巴结，需要沿纵轴切开固定。如果切面可见灰白结节，明确有转移癌，可取材 1 块；如果切面灰粉，未见结节，需全部取材，并标记清楚。

报告格式及内容

各组淋巴结是否有癌转移以及转移率。

示例

（左髂血管旁）脂肪组织中找到淋巴结样组织数枚，最大径 0.5～2cm。

（右髂血管旁）脂肪组织中找到淋巴结样组织数枚，最大径 1.5～2cm。

（腹主动脉旁）脂肪组织中找到淋巴结样组织数枚，最大径 0.8～1.2cm。

病理报告：淋巴结未见转移性癌（左髂血管旁 0/x，右髂血管旁 0/x，腹主动脉旁 0/x）。

第二节　脾

一、因脾大切除的标本

观察与固定

脾脏大小、重量、表面被膜薄厚、是否光滑、有无瘢痕/凹陷、有无梗死；脾边缘（圆钝、锐利）等。沿脾长轴从被膜向着脾门的方向呈扇形书页状切开，观察切面颜色、质地、脾小体是否明显、大小及分布是否均匀、余切面有无出血、梗死、囊肿、结节等。将已剖开的脾脏置于充分的 10% 中性福尔马林缓冲液中固定过夜。

取材

瘀血性脾大：2～3 块，其中至少有 1 块带被膜，1 块带脾门。

肿瘤：视肿瘤大小而定，包括肿瘤的不同质地、肿瘤与被膜及周围脾组织的关系。

脾门处淋巴结或副脾。

二、因脾外伤切除的标本

观察与固定

脾脏大小、重量、表面被膜薄厚、是否光滑、裂口的长度、深度及部位、其他部位有无瘢痕/凹陷、有无梗死。沿脾长轴从边缘向着脾门的方向呈扇形书页状切开，观察切面颜色、质地等。将已剖开的脾脏置于充足的 10% 中性福尔马林缓冲液中固定过夜，固定时要保持脾标本平放，防止卷曲。

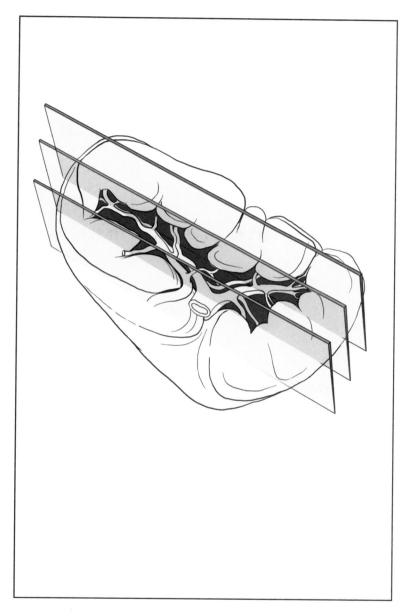

图 9-2　脾切除。脾门向下，垂直脾门从被膜沿大面扇形书页状切
　　　　开，固定后取材

取材

沿与破裂口垂直的方向取材 1~2 块，包括出血区与周围正常脾组织交界的区域。脾门处淋巴结或副脾。

报告格式及内容

脾病变性质、与周围器官之间的关系、有无脾门淋巴结累及。

示例

脾非霍奇金恶性淋巴瘤（T细胞型），伴脾梗死，脾门淋巴结未见肿瘤（0/x）。

第三节　骨髓穿刺活检

观察与固定

符合标准的骨髓穿刺标本应长度达到 1cm，直径 0.1~0.2cm。因含有骨质，需进行脱钙处理。将骨髓穿刺标本浸泡于 5% 硝酸溶液中 2h，至骨质可被针尖轻轻刺入时即可，流水冲洗 1~2h。

取材

将骨髓穿刺标本用纱布包好，全部包埋。

报告格式及内容

报告应包括：标本是否有骨髓组织、骨髓组织中造血组织的增生程度、造血组织中各系的成熟情况等。

示例

　　少许骨及骨髓组织，骨髓组织中造血组织与脂肪组织比例大致正常，造血组织中粒系及红系比例大致正常，可见巨核细胞。

第十章 内分泌系统病理标本的检查及取材规范

第一节 垂 体

垂体由于体积小，位置深，外科送来的标本多为小块碎组织，我们的取材原则要求送检组织全部包埋。

第二节 甲 状 腺

甲状腺解剖结构相对简单，如图 10-1 所示，甲状腺类似一个张开翅膀的蝴蝶，左右两叶较大，中间连接的桥梁为峡部，有时能看到三角形的中间叶，称为锥状叶。手术切除甲状腺的定位一般没有问题，峡部能判断甲状腺的上下及左右方向，甲状腺的后面有气管压迹，可判断前后方向。

观察与固定

1. 判断手术切除标本的术式及范围。甲状腺手术包括结节切除术，叶切除术（常因美容的原因同时切除峡部），甲状腺次全切除术（保留病变对侧的后包膜和小部分甲状腺组织），以及甲状腺全切术（切除整个甲状腺，包括后包膜）。

2. 进行标本的测量及固定。检查甲状腺周围是否有其他器官或组织，甲状腺后面是否有甲状旁腺，前方是否有骨骼肌等。甲状腺按照冠状面、矢状面和水平面切开均有可能，但垂直甲状腺长轴（水平方向）是首选方式。如果标本已经被临床大夫打开，无论是哪种方式，均继续平行该切面书页状切开固定，每片厚度不超过0.5cm。送检甲状腺为一单发结节，沿最大面打开后，垂直最大切面书页状切开，注意结节周围是否有包膜，包膜是否完整，及结节与周围甲状腺之间的关系。

3．标本的描述。准确描述标本的形状、外观、颜色及切面等情况。正常甲状腺红褐色，表面被覆包膜，光滑。仔细观察送检甲状腺的切面，先判断是弥漫性病变还是结节性病变。弥漫性病变要注意病变累及双侧甲状腺还是局限在一侧，仅局限在甲状腺内还是侵出包膜侵入周围软组织，质地情况等。结节性病变是单发还是多发，结节周围的包膜情况，结节内是否伴囊性变、钙化、出血及坏死等。仔细检查每片甲状腺，轻柔的触摸，是否有微小质硬结节存在。

4．周围脂肪组织中寻找甲状旁腺及淋巴结。

取材

要包含所有病变的特点（囊性区、实性区，质硬区、质软区）；甲状腺结节，与周围甲状腺的关系，与周围软组织的关系；甲状腺周围，如甲状旁腺及淋巴结。

如怀疑甲状腺滤泡性病变（甲状腺腺瘤或甲状腺滤泡癌），要着重取材包膜，不要取材太少。如果肿瘤大小不是很大，要求带包膜的区域全部取材；如果肿瘤很大，要求隔1块取材1块。

如果甲状腺有多个结节，不需要每个结节都取材，优先选择结节质地硬，颜色灰白，或有瘢痕、出血坏死、钙化等部位，但不要取材太多，一般5块就足够了。

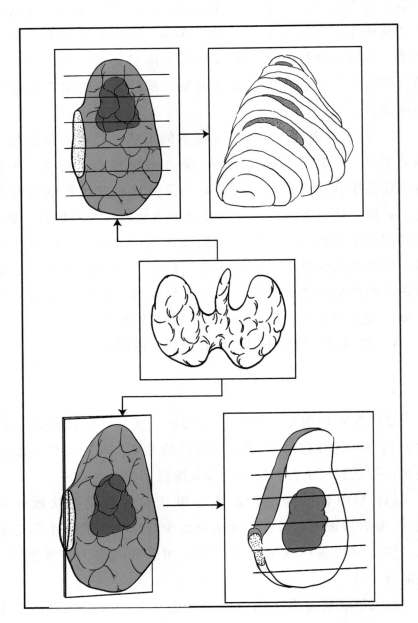

图 10-1　甲状腺叶切除标本。甲状腺内结节较小时，垂直甲状腺
　　　　　长轴书页状切开（上图），甲状腺内单发大结节时，先
　　　　　沿大面打开，再垂直大面书页状切开（下图）

报告格式及内容

常见的甲状腺病变包括结节性甲状腺肿，甲状腺腺瘤，甲状腺乳头状癌，甲状腺滤泡癌，甲状腺髓样癌，毒性甲状腺肿等。良性病变报告中主要包括诊断及周围甲状腺的合并病变；恶性病变报告中要求包括病变诊断，肿瘤大小，分级，浸润范围，是否合并血管及淋巴管的侵犯，是否有多中心发生，周围甲状腺的合并病变及淋巴结情况。

示例

下面以甲状腺乳头状癌为例：

送检组织 3 份。①（左叶）红褐色甲状腺组织 1 块，大小 5cm×3.5cm×2cm，外被包膜，表面光滑，切面可见一灰白结节，大小 1.5cm×1.2cm×0.8cm，结节实性质硬，与周围组织边界清楚；②（部分右叶及峡部）红褐色甲状腺组织 1 块，大小 4.2cm×2.6cm×2.3cm，外被包膜，表面光滑，切面灰红色，实性质中，未见结节；③（左颈淋巴结）找到淋巴结样组织数枚，直径 0.3～1.2cm，切面灰黄实性质中。

左侧甲状腺乳头状癌，大小 1.5cm×1.2cm×0.8cm，右侧及峡部甲状腺未见特殊，淋巴结可见转移癌（2/15）。

第三节　甲状旁腺

观察与固定

1. 送检大多为结节状，可为完整的甲状旁腺，也可为腺瘤结节。需要注意的是，甲状旁腺增生及腺瘤无论是大体还是镜下观察均极难鉴别，只有术中探查 4 个甲状旁腺，仅有 1 个（罕见 2 个）增大方可诊断为腺瘤。另外，送检甲状旁腺时多为术中冰冻，标本较小时可全部冰冻取材。甲状旁腺增生与甲状旁腺腺瘤涉及手术范围的选择：甲状旁腺增生时，4个甲状旁腺均增大，要求手术完全切除其中3个腺体及第4个切除一半；甲状旁腺腺瘤的手术范围相对较小，完整切除腺瘤的同时，要对其中2个甲状旁腺做活检。

正常甲状旁腺的大小：（2～7）mm×（2～4）mm×（0.5～2）mm

正常甲状旁腺的重量：男　30±3.5mg

女　35±5.2mg

只要单枚腺体超过50mg，即可判断为甲状旁腺增生。

2. 在去除周围脂肪之后，尚未切除任何甲状旁腺组织进行冰冻或其他取材之前，应用灵敏的天平准确称量每一个结节的重量。

3. 临床送检多个结节时，标清楚每一个结节的位置。

4. 准确量出结节大小并描述结节的外观（是否光滑，被膜是否完整），颜色、硬度、切面（是否有结节，质地是否均一）。

取材

每个结节至少取材3块，每块都带被膜。

报告格式及内容

最常见的甲状旁腺病变包括甲状旁腺腺瘤、甲状旁腺增生及甲状旁腺腺癌。报告中应该包括病变的性质、大小和重量、累及范围。

示例

下面以甲状旁腺腺瘤为例：

申请单上标注的部位为右上甲状旁腺腺瘤。

大体描写：灰红结节一枚，重 100mg，大小 2cm×2cm×1cm，外被包膜，表面光滑，切面结节灰红、实性、质中，未见出血及坏死。

诊断：（右上）甲状旁腺腺瘤，重 100mg，大小 2cm×2cm×1cm。

第四节　肾 上 腺

观察与固定

1. 送检物为一侧肾上腺，首先摆正肾上腺的位置，凹陷的一面为下方，拱起的一面为上方；准确称量去除脂肪后的完整肾上腺的重量。正常肾上腺重 5～6g。若肾上腺周围脂肪组织较多，应先切开，检查病变与周围组织的关系，肿物侵犯的软组织保留，没有关系的软组织应剔除后称重。

2. 测量大小，描述外观。垂直肾上腺的长轴书页状切开，观察皮质及髓质内是否有结节，单结节还是多结节，结节周围是否有纤维性包膜，结节的大小、颜色、质地，是否有坏死、出血及钙化。肾上腺皮质增生及皮质腺瘤、腺癌等结节位于肾上腺皮质内，颜色黄；嗜铬细胞瘤源于肾上腺髓质，颜色红褐。

3. 送检物为一结节，有时肾上腺皮质或髓质内结节较大，肾上腺难以保持原有外观，而类似一个外被包膜的结节状肿物，仔细寻找肿物表面的肾上腺组织，并垂直肾上腺书页状切开，观察结节与肾上腺皮质、髓质的关系，结节的颜色、质地等特点。

4. 观察病变周围肾上腺，分别量取头、体、尾三部分的

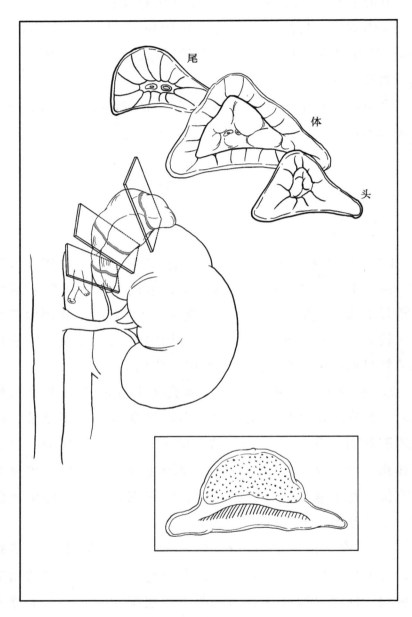

图 10-2　肾上腺切除。正常肾上腺取材按头、体、尾三部分取材，
肾上腺内有肿瘤时，垂直皮髓质及肿瘤切开

皮质及髓质厚度。

5. 观察肾上腺周围软组织，寻找有无淋巴结等。

取材

结节与周围肾上腺的关系、与被膜的关系，不同质地及颜色的部分均要充分取材。另外结节周围的肾上腺组织也要求取材。如有其他成分，如淋巴结等，要求取材。

报告格式及内容

肾上腺病变包括皮质病变及髓质病变两个方面。皮质病变有肾上腺皮质结节状增生、皮质腺瘤及皮质腺癌，髓质病变主要有嗜铬细胞瘤、神经母细胞瘤及髓脂肪瘤等。报告中主要体现病变性质、大小及累及范围等。

示例

以肾上腺皮质腺癌为例：

申请单上标示的部位为左肾上腺区肿物及左肾上腺。

大体检查：结节一枚，大小 10.5cm × 5cm × 2.5cm，重260g，表面大部光滑，被包膜，切面灰黄灰褐，分叶状，实性，质细腻，可见坏死。结节一侧可见残余肾上腺组织，大小 5cm × 0.7cm × 0.6cm，切面部分皮髓质界清楚，皮质厚 0.3cm。

诊断：肾上腺皮质腺癌，大小 10.5cm × 5cm × 2.5cm，重260g，伴大片坏死，核分裂 11 个/10HPFs，侵及周围脂肪组织。

第十一章 中枢神经系统及外周神经系统 病理标本的检查及取材规范

一、因脑肿瘤切除送检的标本

观察与固定

由于神经外科大夫往往不能完整地将手术切除的脑肿瘤组织送检，因此病理科大夫看到的仅仅是碎软组织一小堆，此时我们应仔细观察周边有无相对正常脑白质或灰质组织，同时观察肿瘤组织的颜色（是否均一，与正常脑组织有无差异，有无提示出血的红色，有无提示坏死的黄色等）、质地（是硬，发软，还是质地中等）。最好结合影像学（主要是MRI）来观察肿瘤的大体表现（具体部位，有无强化，瘤周有无水肿，瘤内有无囊性变等）。

由于送检脑组织大多为吸取组织，带有一定的水分，因此送检的冰冻组织最好用滤纸将脑组织表面的水分吸走后再冻（以免大量冰晶影响观察，有条件的情况下可用液氮快速冻5秒左右，再常规冻组织，能明显提高切片质量）；由于脑肿瘤组织中基本无胶原成分，细胞易于离散，涂片观察细胞形态非常好，因此放少许肿瘤组织在玻片上按第十六章的方法制备细胞学涂片，往往能对诊断起到非常关键的作用。将送检脑组织用10%中性福尔马林缓冲液固定。

取材

将送检并固定好了的脑组织标本放于取材盒中，对于大块标本，将其切成2cm×1.5cm，厚约0.3cm的组织块，对于碎软组织，应用纱布或滤纸包好后放入取材盒中。

报告格式及内容

（病变部位，如额叶）肿瘤组织学类型（如星形细胞瘤），WHO 分级（如 WHO Ⅲ 级），伴发组织改变（如出血、坏死）。

示例

大体描述：灰白色碎软组织一堆，大小为 2.0cm × 1.5cm×1.5cm，灶性呈暗红色，局部见少许大脑皮质和白质组织。

病理报告：（顶叶）星形细胞瘤，WHO Ⅱ，伴有微囊变及灶性出血。

二、因癫痫切除的大块脑组织标本

观察与固定

因癫痫切除的脑组织块比较大，往往含有脑皮层和白质，所以容易观察到脑组织的各层大体表现。首先观察脑表面，脑膜（蛛网膜和软脑膜）有无增厚，血管有无充血，脑回和脑沟有无异常；用刀垂直于脑表面，以大脑冠状位的方式切开脑组织观察脑切面：皮层有无增厚，各层有无占位（占位的边界、切面颜色、质地）、出血、软化灶，各层的质地、颜色有无异常。将标本置于充足的 10% 中性福尔马林缓冲液中固定过夜。

取材

垂直于脑表面，以大脑冠状位的方式切取脑组织，注意要完整取脑皮质、白质、有病变的部位，大小以 2.0cm ×

1.5cm 为佳，厚约 0.3cm。

（部位）病变的组织学类型，伴发的组织学改变。

大体描述：送检切除的大块脑组织，大小为 5cm×5cm×3cm，蛛网膜局部稍增厚，血管淤血，脑回及脑沟大致正常，切面见皮质稍增厚，皮质与白质界限欠清，未见肿瘤及出血、坏死。

病理诊断：（颞叶）局灶性皮层发育不良，ⅡB 型。

三、外周神经标本

外周神经和肌肉活检往往送向专门的神经肌肉实验室做诊断，常规大病理通常不接受此类标本。但若遇到应注意以下几个方面。

1. 不能牵拉和挤压送检的神经组织，以免造成人工假象。

2. 通常将送检的神经用锋利的刀片将其分为 4 部分：第 1 部分固定在戊二醛中即时送电镜检查；第 2 部分用 10% 中性福尔马林缓冲液固定，常规制片光镜观察（取材分为纵向和水平切面，以便观察神经的横断面和纵轴面）；第 3 部分新鲜冻存于 −70℃ 的条件下；第 4 部分用含生理盐水的湿纱布覆盖送神经肌肉实验室。

第十二章　骨、关节及软组织病理标本的检查及取材规范

由于骨组织比较硬，所以在取材的时候有一些特殊性，如很难通过触摸和检查完整标本来发现病变，取材时也不易从病变的正确平面切开，常规的刀具很难将骨标本切片、取样，必须经过脱钙处理后才能制片等。

第一节　骨及关节

一、骨活检及小块骨组织

如果标本直径大于5mm，用一个小的细齿锯沿纵轴锯开，检查有无软组织附着，如有将其与骨组织分开，单独处理不脱钙。在切开骨组织前，应将骨组织定位，切开骨组织使其尽量多暴露病变或骨组织。如肋骨等小的管状骨应该沿长轴切开，而不是横断开。当标本中含关节软骨时，取材时应显示它与皮质骨的关系。包含多块组织的标本，软组织应从骨上分离，不应该对其脱钙。按照组织厚度和密度将多块的骨组织分组，置于不同的盒内，脱钙的时间不一致，使骨组织脱钙适当。

骨组织脱钙处理时注意把握好脱钙的时间，以免脱钙时间不足或过度；每隔一定时间用刀轻轻从一侧切一下骨组织或用大头针扎试，如能切动或扎透，流水冲洗中止脱钙。应当将需要脱钙的组织和不需要脱钙的组织分开以提高切片的质量。

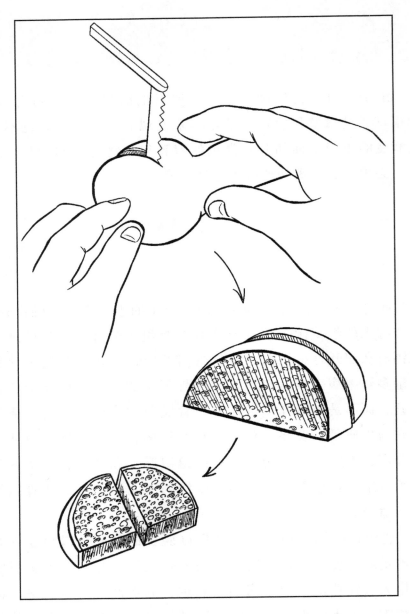

图 12-1　股骨头切除标本。①从球形的股骨头的中间锯下顶端；
　　　　　②将锯下的顶端平放在桌上，锯成 0.4cm 的薄片；③将
　　　　　薄片修切，以放入包埋盒

二、股骨头切除

股骨头是常见的大块骨标本，通常是因为骨关节炎或髋关节骨折切除。因此对关节表面和任何骨折部位的确认、检查和取样是非常重要的。测量标本并描述关节软骨的外形，注意是否有侵蚀、磨损、凹陷或缺失；观察是否有赘生骨。

取材前要详细了解病史及 X 线情况；骨关节炎的标本要取骨关节头，观察软骨的破坏和其下的骨组织反应；骨折的标本要注意观察骨折的部位。

记录切除的方式；检查关节表面和切面（光滑或是不规则，骨边缘是否有突出，边缘是否有滑膜组织，是否有增生，或呈乳头状）；测量直径和厚度；必要时照相。

用一个大钳子或老虎钳固定住标本，将股骨头顶端置于锯下，沿垂直关节软骨的平面用骨锯锯开；相隔第一个切面 4～5mm 做一个平行切面，检查所切的切面。

注意描述骨的密度及软骨厚度；查找骨内的血凝块、是否有髓腔出血及肿瘤；描述厚度及骨关节软骨的厚度，软骨下是否有骨化（如有，描述大小和颜色、质地），远离关节表面的骨组织的形态，是否有以前骨折的痕迹。

从锯下的切面上用小细锯或厚刀子切取组织块，放置于脱钙液中脱钙并固定；或将整个锯下的切面放在脱钙液里脱钙，固定好后切取所需要的组织块。

从病变最重的地方取两块组织，至少取一块带关节表面的组织和带滑膜的组织；要注意取材时要取带滑膜和关节囊的软组织检查。

如有需要，可再切取一个切面。

三、因肿瘤切除的骨组织和截肢标本

骨分段切除

骨的恶性肿瘤和侵袭性的肿瘤需要行骨的分段切除。局部复发是肿瘤的重要并发症，因此需要仔细检查切缘的情况。

在标本完整且易于定位时先取好软组织的切缘。将软组织涂墨后对可疑累及的切缘部位沿垂直切面切取切缘。

切取软组织切缘后，要确认哪个平面最能说明病变，可结合 X 线片，在用锯锯骨组织之前应将平面上的软组织切开并剥离，充分暴露骨表面。

将骨组织固定后锯开，检查切面，测量描述病灶的范围；应注意肿瘤穿透骨皮质的情况及软组织的浸润情况；仔细检查骨髓腔内非毗邻的"跳跃式"病灶，测量肿瘤边缘距骨标本切缘的距离；从骨组织断端挖取少量的骨髓组织作为切缘。

顺着锯开骨的切面方向锯一厚 4～5mm 厚的薄片下来，所选切面应该薄，切面均一，能最大限度地暴露肿瘤的切面；画图，并标记所取的组织块的位置。

如果患者术前接受过新辅助化疗，整个面的组织都应取材并在镜下观察以确定肿瘤坏死的比例。如果患者术前未接受过新辅助化疗，取材的可选性要更大一些。

一定要注意一些重要的区域一定要取材：肿瘤的髓内成分；肿瘤穿过皮质的部位；肿瘤向软组织内扩散的部位；含正常骨组织的肿瘤内表面；肿瘤波及的关节表面或/和关节腔；骨切缘。

截肢标本（肢体骨组织肿瘤）

尽管肿瘤的截肢标本因其尺寸及体积的原因相对分段标本看上去更加复杂，但其取材方法和分段标本相同。

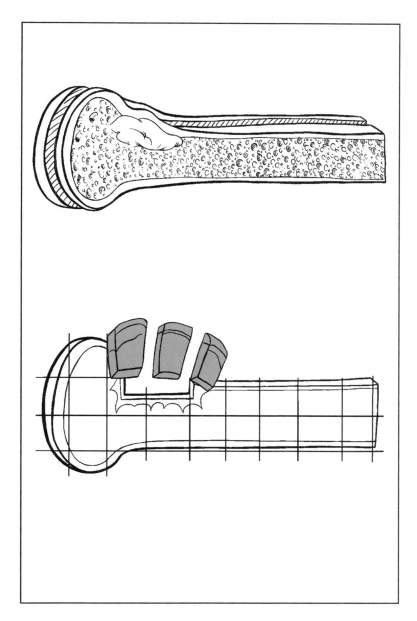

图 12-2　长骨肿瘤切除标本。①如骨的表面有软组织，剔除表面软
　　　　组织；②定位骨，以便骨的切面与影像学的改变一致；
　　　　③平行锯出 0.4cm 的薄片；④取材时要取出与周围骨、周围骨
　　　　皮质、周围软组织的关系的材块；⑤取一块骨组织断端

取材前先仔细阅读病史并研究 X 线光片。

截肢标本切缘取材后，未被肿瘤累及的含骨及关节的臂肢可以去除。

测量长度和周径，包括通过肿瘤的周径；描述肿瘤所在的部位和直径。

描述肢体的解剖部位，长度及表面皮肤是否有异常。

剔除软组织至骨膜，若骨肿瘤侵及软组织，则需保留被肿瘤侵及的软组织而剥除周围无关的软组织，暴露骨、肿瘤及粘连的软组织，分别描述肿瘤侵及的骨及软组织的范围及深度；若骨肿瘤未侵及软组织，则可剥除表面的皮肤皮下组织及骨骼肌组织，暴露骨及肿瘤，并描述肿瘤的位置、大小。

沿骨长轴，通过肿瘤最大面锯开，描述肿瘤的切面、侵及骨质的深度及皮质、髓质的破坏情况。

将"肿瘤最大面带周围正常骨交界处"锯成薄片；取肿瘤组织及肿瘤与骨皮质、侵及最深处的髓质、周围侵及的软组织的交界处，以显示肿瘤侵及的范围。

取肢体骨断端的横截面及距肿瘤最近的软组织断端，包括皮肤、皮下组织及骨骼肌。

画示意图标明肿瘤与骨、软组织的关系，并注明取材部位。

找周边的主要淋巴结标记取材。

坏疽截肢

大多数标本很大且解剖关系复杂，但无论是一个脚趾还是整个肢体都需要注意两个关键问题：病变的性质和范围（如溃疡还是坏疽）以及基本病变（如血管闭塞）。取材前了解详细的病史以指导取材。

测量标本的大小，注意描述某些病变位置时尽量使用解剖标志（如胫骨结节、胫骨外髁等）。

检查标本的四个部分：皮肤、软组织、骨和脉管系统。注意皮肤有无体毛的丢失，皮肤颜色有无改变，有无溃疡形成并记录其部位。软组织：将溃疡切开以明确深度，观察周围软组织是否有坏死，注意手术切缘的软组织是否存活。溃疡和坏死区域的骨组织常呈病理性改变，注意深部溃疡下面骨组织是否有炎症。脉管系统：通过对小腿前后动静脉的解剖可探明下肢是否患有闭塞性血管病，对小腿中部做较深的横切口可以证明闭塞性血管病。

取材应包含能够反应皮肤缺血性改变、软组织坏死、骨的炎症、血管闭塞性疾病和手术切缘组织的存活情况。溃疡的取材要包含周边表皮和皮下组织。如果溃疡和坏死累及骨组织，要对受累的骨组织取材。对主要动脉要做横切面，选择最狭窄的血管腔处取材。要取送检手术切缘的皮肤和软组织以及手术切缘神经血管的横截面。

第二节　软　组　织

软组织切除标本常为软组织、皮肤或骨的复杂标本。取材前要先确认标本中的多种成分（软组织、骨、皮肤），处理每种成分并分析病变间及每种成分间的关系。

取材前先仔细阅读病史并研究 X 线片，若不熟悉取材部位的解剖可事先查书学习，辨清标本的方向和解剖结构后再开始取材。

描述肢体的解剖部位，长度及表面皮肤是否有异常。

测量标本的总体积，测量长度和周径，包括通过肿瘤的周径。

对标本的切缘进行取材：用墨汁标记切缘，切取每种组

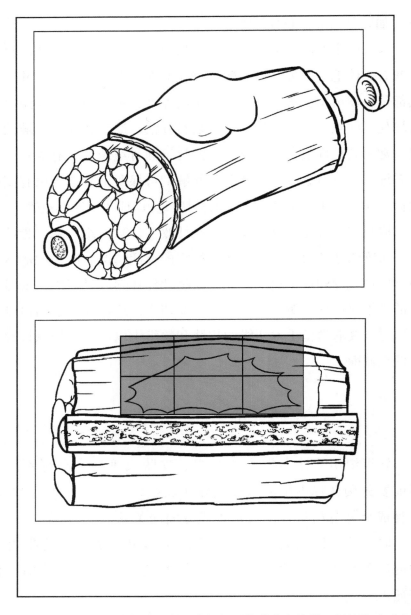

图 12-3　软组织肿瘤切除标本取材。①根据影像学或在外科医师的协助下进行
标本定位；②墨汁标记软组织（和皮肤）的切缘；③取各个切缘
（骨、软组织和皮肤）；④沿着能显示肿瘤长轴的切面切开标本；
⑤取出能显示肿瘤与标本各种成分关系的材块，如有淋巴结，请取材

分的切缘；通常软组织都有六个切缘（软组织好比立方体，取六个面，即切缘）；皮肤也要取四个切缘；骨组织切缘、血管切缘、神经切缘都应该平行于断端的方向取材。

描述肿瘤所在的部位和直径。

沿骨长轴过肿瘤最大面锯开，显示软组织肿瘤的位置及与皮肤、皮下组织及骨组织的关系。

描述肿瘤的位置（真皮、皮下、筋膜、筋膜下、肌肉内、内脏或多部位）、大小（三维体积，要测量两次）、质地、色泽及浸润范围，是否有坏死及出血。留意肿瘤是否围绕或侵犯大血管、神经、关节腔，有助于判断肿瘤的起源和分级。肿瘤的质地：是否有囊腔、坏死区及其范围、出血、钙化、黏液变性、骨或软骨形成、肿瘤边缘是否有包膜、推挤现象或浸润。

记录肿瘤组织边缘距每个切缘的距离，特别是距最近切缘的距离，取骨组织断端的横截面、距肿瘤最近的软组织断端、肿瘤与其周围各种组分的关系。

取肿瘤组织内质地及颜色不同的区域，充分显示肿瘤成分。取材应显示肿瘤组织与标本中各种成分之间的关系以及肿瘤与最近切缘的关系、肿瘤中明显不同于其他区域的一些病灶，最好每隔1cm取材一块。

分别取肿瘤与皮肤、皮下组织及骨组织的交界处，显示肿瘤浸润范围。

记录检出的淋巴结的数目，每个淋巴结都要取材。

画示意图标注取材部位。

第三节　肌肉活检

　　肌肉的活检如果处理不恰当会出现各种各样的人为假象，且肌肉的活检常需要借助特殊检查，包括电镜和免疫组织化学的检测。

　　肌肉活检一般要取两条约 $3cm \times 0.5cm$ 的组织，并沿肌纤维束长轴方向取材。取部分肌组织，使其伸展到正常长度，固定到卡片上，立即放入4%的戊二醛中固定。剩余的标本一部分冷冻保存，另一部分用福尔马林缓冲液固定。要确保活检组织的纤维长度尽量保持在体时的状态，避免纤维末端收缩造成人为假象。沿肌纤维的方向伸长到在体时的长度，固定于硬质卡片上，也不要将肌肉过度拉伸。福尔马林缓冲液固定的用于组织学检查的组织一定要同时取长轴和横断面的组织块。

第十三章 口腔及眼耳病理标本的检查及取材规范

第一节 上颌骨肿瘤

观察与固定

观察手术标本切除范围是否包括以下结构：硬腭和软腭；上、中、下鼻甲；蝶骨的中间和侧面的翼状板，筛骨小室，眼眶的骨性基底；眼眶内容物；颧骨，咬肌，颞肌，外侧和内侧翼状肌。

描述肿瘤的具体部位、范围和大小，包括是否局限于上颌窦；起源于窦的上、中、侧面，前、后或下部；是否累及颧骨内凹、鼻腔、筛骨小室或任何其他前面提到的组织；手术切缘是否存在肿瘤。观察并记录上颌窦和存在的任何其他窦有无异常，如是否存在瘘。

将标本置于充足的10%中性福尔马林缓冲液中固定过夜。

取材

手术切缘：用墨汁涂抹手术切缘，包括前、后、外、内和上切缘，分别取材。

肿物：用带锯将标本切成0.5cm厚的平行切面，过夜固定后按需取材，不少于3块。应显示肿物与黏膜面、软组织切缘的关系，以及浸润最深处。

报告格式及内容

肿瘤组织学分型、分化程度、有无坏死；侵犯深度及范

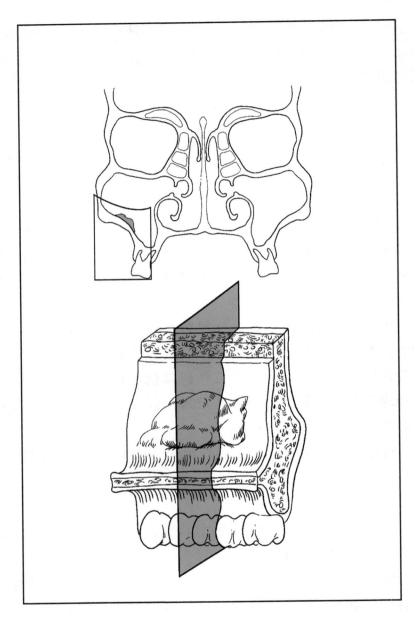

图 13-1　上颌骨肿瘤。上图为颅骨冠状切的后面观，可见肿物位
　　　　于左侧上颌窦侧面，画框处为手术切除范围；下图为上
　　　　颌骨肿物切除标本（上颌骨内面），示标本垂直切开方
　　　　向

围，包括有无周围骨组织、皮肤及肌肉侵犯，是否累及上颌窦周围的组织结构如鼻甲、筛窦等；有无淋巴结转移、血管神经侵犯；手术切缘情况（黏膜面、软组织及骨切缘）。

示例

送检左侧上颌骨一块，大小 7cm×6cm×5cm，近鼻窦后侧可见一结节样肿物，大小 4cm×3.5cm×3cm，肿物表面未见明显包膜，与周围骨组织粘连紧密，分界不清，紧邻上切缘。下颌骨附牙齿 6 枚，前侧附少许肌肉组织，大小 3cm×2cm×0.5cm。

第二节　口腔及舌切除标本

观察与固定

这类手术标本通常比较复杂，可能包括一部分下颌骨及牙齿，鳞状细胞癌者还包括根治性颈部清扫术标本。因此，首先要认清标本结构，包括骨、牙齿、黏膜面、腭、舌以及肌肉组织。并测量记录各组成部分的体积和外观。必要时，请外科手术医师确认重要的神经和血管。

仔细观察病变区域，描述其位置、大小、对邻近组织的侵犯程度，以及与手术切缘的最近距离。鳞状细胞癌常表现为溃疡隆起型肿物，边界不清，但先期放疗可能使病变明显缩小，难于辨认。

将标本置于充足的 10% 中性福尔马林缓冲液中固定过夜。骨组织脱钙，脱钙前去除周围软组织。

取材

病变及手术切缘：取材 1~5 块。需显示肿物与黏膜面和软组织切缘的关系、浸润最深的地方。切缘应垂直取材。

骨组织：骨组织手术切缘，并于可疑侵犯骨组织处充分取材。牙齿大体如无异常，且没有其他临床证据提示被侵犯，仅做常规描述即可。

报告格式及内容

肿瘤组织学分型、分化程度、有无坏死，原发部位；侵犯深度，包括有无周围骨组织、皮肤及肌肉的侵犯；有无淋巴结转移、血管神经侵犯；手术切缘情况（黏膜面、软组织及骨切缘）。

示例

1. 切除左半舌及舌底组织，舌体大小6.3cm×2.6cm×2.7cm，表面附黏膜，大部分光滑，左侧舌底近舌根部见粗糙区，面积2.1cm×1.5cm，表面不平，切面见一结节，大小1.2cm×1.1cm×1cm，灰白、实性、质硬，边界尚清，紧邻舌下腺组织；口底组织体积4.3cm×3.5cm×3.2cm，大部质软，近下方基底处可触及质硬区，大小1.5cm×1.8cm×1.6cm，切面灰白、实性、质硬。

2. 切除部分下颌骨带7枚牙齿，大小5.5cm×4.5cm×0.8cm，近下缘距一切缘1cm，另一切缘2.5cm处见粗糙区，面积2.5cm×1.2cm；牙齿未见异常。

左舌根下方高－中分化鳞癌（大小1.2cm×1.1cm×1cm），另见口底组织内高－中分化鳞癌（大小1.5cm×1.8cm×1.6cm）；舌根内侧，口底内、外侧，舌根后侧各切缘未见癌；下颌骨未见癌，前、后侧切缘未见癌。

第三节 涎 腺

以腮腺多形性腺瘤最为常见，其次是 Warthin 瘤。

观察与固定

首先测量切除涎腺标本的大小，并称重。记录标本表面及切缘情况。

墨汁标记切缘后，沿标本最大面剖开，并作平行切面。仔细描述所见病变的大小、颜色、硬度，是否侵及神经干及其与周围残存腺体、包膜和手术切缘的关系。

描述病变以外腺体的情况，包括色泽，有无纤维化、钙化、导管扩张、出血或囊性变。

检查腺体周围软组织中的淋巴结。

将标本置于充足的 10％ 中性福尔马林缓冲液中固定过夜。

取材

病变：块数视情况而定，多形性腺瘤和 Warthin 瘤常规取 3 块。应包括肉眼见病变的不同区域及病变与周围组织、腺体包膜和切缘的关系。

病变以外的腺体：1～2 块。

淋巴结：找到的淋巴结需全部取材。

报告格式及内容

肿瘤的组织学类型；局部侵犯情况，包括周围皮肤、软组织、骨；有无淋巴结转移及血管神经浸润。

示例

灰粉灰黄不整形组织一块，大小 5.5cm×3cm×（0.5～1.5）cm，表面大部被包膜，尚光滑；切面偏一侧见一灰粉结节，大小 1.5cm×1.2cm×1.0cm，结节切面灰粉、实性、质中，与周围组织界清，其余组织灰粉、灰黄、实性、质中，可见腺体小叶结构。另见灰粉淋巴结样组织一枚，直径 0.6cm。

（腮腺）病变符合多形性腺瘤（涎腺混合瘤），生长活跃。局灶长入包膜；慢性淋巴结炎。

第四节 扁桃体和腺样体

扁桃体切除术常用于治疗复发性扁桃体炎、中耳疾病和呼吸睡眠暂停。另外，其他一些疾病也会累及扁桃体，包括淋巴瘤或白血病、真菌或病毒感染、癌及肉瘤等。

观察与固定

测量标本的体积，观察外表面情况。

过标本最大面做平行切面。仔细观察切面，如放线菌感染时能看到散在的黄绿色颗粒状物，质糟脆。

将标本置于充足的 10% 中性福尔马林缓冲液中固定过夜。

取材

于具有代表性的不同区域取材。

报告格式及内容

病变性质，具体格式及内容依据不同疾病要求。

示例

1. 灰粉组织 2 枚，大小相仿，大小 2.7 cm × 1.5 cm × 0.9 cm，表面部分附黏膜，切面灰粉，实性，略分叶状。

2. 灰粉组织 1 块，大小 3 cm × 1 cm × 0.5 cm，切面灰粉，实性，质稍细。

（双侧）慢性扁桃体炎；（腺样体）病变符合腺样体肥大。

第五节　眼　　球

眼球摘除多由于眼球本身原发肿瘤，以恶性黑色素瘤最为常见，也见于某些侵犯眼球的晚期肿瘤的面部大部切除术。

观察与固定

从球后观察眼球结构、确定方位。睫状后动静脉位于视神经内侧面，而上斜肌和下斜肌位于视神经外侧面。

于眼球两侧对称开窗，小孔面积 2 mm × （2~3） mm。置于充足的 10% 中性福尔马林缓冲液中固定 2 周。

完整眼球：测量眼球前后径、水平径及垂直径，视神经的长度和角膜的水平长度。描述角膜有无浑浊，瞳孔大小及形状，虹膜颜色，有无晶状体，寻找意外或手术损伤部位。

眼球切面：测量角膜厚度，观察虹膜、晶状体、视网膜、玻璃体及视神经乳头情况。如有肿瘤，描述肿瘤位置、大小、颜色、边缘、质地，出血坏死情况，眼球结构受累及视神经侵犯情况。

取材

首先垂直视神经纵轴取其断端。切开眼球前复习病例摘

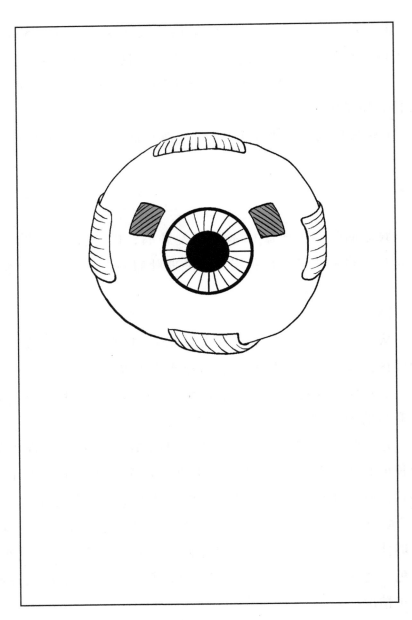

图 13-2　眼球开窗固定

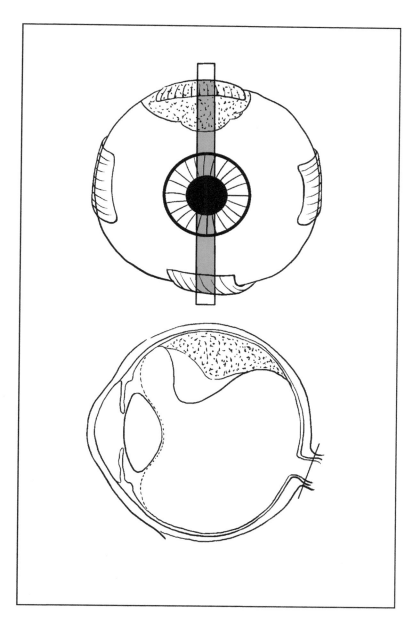

图 13-3　眼内肿瘤

左手拿着眼球，右手拇指和中指拿着薄快刀片打开眼球，过瞳孔中央将眼球切成对称的两半球。若已知病变部位，则调整切面，使病变最大面包括在切开的平面中。将上述半球平面向下，平行于该平面作第二平面。

仔细检查所取的组织块，应包括角膜、瞳孔、晶状体和视神经，并充分描述病变及其与各眼球结构的关系。

报告格式及内容

病变性质，如为肿瘤性病变，应包括组织学分型、分化程度及侵犯程度；视神经断端有无累及。

示例

切除一侧眼球，以系线处为12°，前后径2.4cm，水平径2.0cm，垂直径2.0cm，已被临床沿6°处不规则切开，视神经紧贴眼球切断，角膜水平径1.1cm，垂直径1.1cm，角膜无浑浊及云翳，虹膜未见异常，晶状体稍浑浊，未见白斑，巩膜前半部分未见手术切口，沿视神经及角膜上、下缘水平切开眼球，角膜厚约0.1cm，前房深0.2cm，前房角结构尚清，虹膜、睫状体未见特殊，晶状体稍浑浊，未见白斑，玻璃体已被灰粉灰黄糟脆物填充，体积1.8cm×1.5cm×1.5cm，与部分视网膜相连，肉眼似未侵透巩膜，未见明确视神经乳头。

（左眼球）视网膜母细胞瘤（未分化型），伴大片坏死，侵及脉络膜、眼球周软组织；视神经断端可见坏死的肿瘤组织。

第十四章 心脏及瓣膜、血管病理标本的检查及取材规范

第一节 心 脏

一、因移植全切的心脏标本

观察与固定

因心脏移植而切除的心脏标本是最常见的心脏全切标本，常见的原因包括心肌病、先天性心脏疾病等。

检查前，清除标本中的血凝块并称重。记录心脏的大体形状（球形或正常）、硬度（坚硬或松软），并观察主要结构（心室、心房、肺动脉、主动脉干）。很多时候心房部分或全部缺失，这种情况应该记录下来。与主动脉干及瓣膜一样，肺动脉及瓣膜在心脏切割时可能完好或部分撕裂。

检查心脏外表面是否有淤点、粘连（纤维性的或纤维素性的）、瘢痕（局限的或弥散的）、钙化以及移植物（血管的或人工合成物）。如果有移植物，要记录其所在位置及毗邻关系。心脏表面的脂肪分布，是否有地图样的结构；心脏表面血管的走行如何；测量记录心脏的上下径、左右径、前后径；测量记录心脏表面附着的大血管的长度和周径。

病理医师解剖心脏标本前，应首先辨别标本的方位。

沿血流方向打开心脏，记录心脏的解剖过程。观察大血管是否在心脏的正常解剖位置；如果怀疑有先天性心脏疾病，应该与临床医师仔细沟通并查阅相应的手术前影像资料，用以指导解剖。

垂直心脏长轴心尖开始书页状横切直到房室结构，以1cm间隔，标记各个切面的编号，也可保留少许组织不切断，以便了解各层之间关系。

展示所切心肌的最大面，然后仔细检查心肌，要注意新旧梗死、局灶穿刺病变、出血、纤维化或坏死的范围及位置。由于某些病理状态可以影响心脏的特定区域，心肌检查应该参考患者的临床资料进行。

测量各个心房、心室及房间隔、室间隔的厚度，质地，是否有穿孔或者其他异常，并记录。

接着检查心内膜和瓣膜，测量各个心脏瓣膜的周径、瓣叶数量、厚度。记录所见到的血栓或赘生物。心内膜表面是否光滑、是否有局灶性病变、心内膜是否有血栓或赘生物。

最后，检查冠状动脉，要系统地进行，从左主冠状动脉口开始，连续横切血管直到左前降支和左旋支。同样，从右冠状动脉口起始切至其远端分支，记录这些血管的情况：是否在正常解剖位置，检查血管腔内是否有血栓，描述动静脉的详细情况；检查血管内膜是否有增生、出血或粥样斑块；记录这些病变的所在位置及其所引起的狭窄程度。测量并记录血管管腔的直径和残留直径，血管壁的厚度。如果血管内有金属支架，要记录并描述其位置。在接近支架处横断血管，观察管腔。

将标本置于充足的10%中性福尔马林缓冲液中固定过夜。

取材

心室应该至少取材4块（室间隔、动脉壁、心室外壁及后壁）；心房各取1块；每个瓣膜病变取1～2块；具有代表性的每支冠状动脉取1块。前壁的取材通常包括左前降支冠状动脉。其他有大体病理改变的区域视情况取材。

通常要检查房室传导系统，但多数情况下，窦房结不易检查。如有需要，可以对房室传导系统取材（一般说来，在移植心脏中窦房结是不存在的。Hutchins 详细描述了房室结检查：从心脏右侧开始，找到冠状窦口、三尖瓣隔叶、膜性室间隔，在三尖瓣隔叶下方打开上述三者的连线，从右侧切入房室间隔，切除这些标记围绕的组织，连续切开作组织学检查）。

注意，动脉粥样硬化和一些瓣膜病变可能有钙化，因此必须要进行脱钙处理。

报告格式及内容

主要病变，心脏各层的基本情况，冠状动脉血管状况。

示例

送检心脏切除标本，大小 14.9cm×13.3cm×11.7cm，重650g。表面光滑，未见明确梗死及纤维素样物。心室附主动脉长约3cm，周径约6.4cm；冠状动脉走行和管腔内未见明显异常；沿血流方向打开心脏，双心室明显扩张并肥厚；室间隔向左侧肥厚明显，心内膜肉眼见明显增厚，心脏各瓣膜肉眼未见特殊；书页状切开心脏，左心室肌壁厚2.4cm，右心室厚1.3cm，室间隔厚1.7cm；心内膜最厚处肉眼见厚约0.3cm，心肌切面未见明确梗死及纤维化。

双心室中度扩张，心肌肥厚及心内膜纤维增生，病变符合特发性肥厚性心肌病。

二、心内膜活检

观察与固定

心内膜活检依然是检测移植物的金标准。非移植患者也常通过活检来确定心衰的病因。一般用活检钳经颈静脉或股静脉获得组织。有证据表明，炎症浸润用 3 块组织的检出率仅有 95%，然而用 4 块组织，检出炎症浸润的效率可达 98%。因此，心脏移植物检测要求至少检查 4 块组织，记录收到的活检标本数很重要。根据活检时间和目的不同，对标本的处理也有所不同。

组织应该迅速固定在适当的室温固定液中。冷固定液会导致人为收缩现象。不要将组织长时间放在浸有盐水的滤纸、纱布或其他任何表面上，由于盐水容易造成人为现象，所以它在保存心肌形态方面不是好的选择。

在移植后前 6 周内，至少应该有一块组织做冰冻。将活检组织放入装有异戊烷的冷冻瓶里，盖紧盖子，浸入液氮中。

取材

心肌活检的组织块取材和其他的小标本取材要求类似，不要用镊子捏取、解剖刀分割组织。输液管或注射器针头通常比较好用，这样不容易挤压组织，不会造成人为现象以致镜下无法诊断。

取材后制成蜡块切片时注意，每个蜡块至少切 3 个连续层面，每个层面至少 3 张切片。

报告格式及内容

描述是否有脂肪，心内膜的镜下情况，心肌和间质的比例，心肌中是否有细胞肥大、空泡变性、纤维化、梗死及其他情况，间质中是否有特殊物质沉积，其他特殊所见。

示例

送检灰红色小组织 4 粒，未见明确坏死及灰黄色脂肪样区域，直径 0.1 ~ 0.2 cm。

心肌组织，心肌组织中间质比例增高，心内膜可见轻度增厚及纤维化，心肌细胞普遍肥大，排列紊乱，部分心肌细胞核增大，可见细胞内空泡变性；病变符合肥厚性心肌病。

三、心脏肿瘤

观察与固定

心脏肿瘤并非常见外科病理标本。尽管比较少见，这类标本采用常规肿瘤标本的取材方法是很容易处理的。

描述收到组织块的数目、大小以及心外膜、心内膜、心肌的情况。记录每个肿块的大小与周围的比邻关系。还要注意肿块的颜色和质地，提示以下特点：纤维组织、黏液性间质、脂肪组织或肌肉。心腔内的肿块是否有蒂也需要描述。

将标本置于充足的 10% 中性福尔马林缓冲液中固定过夜。

取材

肿物切缘要用墨水染色标记，并在最终的报告中记录这些边缘的情况，所有肿瘤大体上有特点的区域如：纤维化、坏死、出血或可以识别的正常结构（瓣膜、小梁）都要进行充分取材。

如果肿块较大，沿肿块最大径每厘米取 1 块组织即可。

报告格式及内容

说明肿瘤的性质，与周围正常心脏组织结构的关系，以及肿瘤的切缘是否还有病变。

示例

灰粉、灰褐结节一枚，大小 5 cm × 3.5 cm × 2.5 cm，表面大部分似有包膜，光滑，可见一蒂，蒂部面积约 1 cm × 1.5 cm，蒂部附有少许肌肉样物，直径约 0.3 cm；结节表面略呈分叶状，切面灰黄、灰褐相见，略呈胶冻样。

（心房）病变符合黏液瘤，心肌切缘未见病变。

四、心脏瓣膜

观察与固定

临床信息对心脏瓣膜疾病的正确分类很重要。超声心动图和心导管结果都应该在病理检查前了解清楚。自体心脏瓣膜、机械心脏瓣膜和生物合成心脏瓣膜都有各自的特点和共同点。

从记录瓣膜是完整的还是破碎的开始，注意瓣膜以及瓣膜口的尺寸。然后，系统地检查瓣膜的组成结构。从瓣叶开始，查看瓣叶的数目并记录。注意瓣叶的边缘，观察是否有瓣叶的卷曲或融合。检查瓣叶本身，记录是否有黏液样变性、纤维化、钙化、血栓以及赘生物。如果瓣叶有纤维化，是弥漫还是局限的。如果有钙化或血栓，记录其位置。如果有赘生物，是易碎的还是牢固的。

检查房室瓣腱索及乳头肌。腱索是否正常，是否变短、增粗、拉长、融合或断裂，乳头肌是否正常，是否有新旧心肌梗死的迹象，如果部分瓣环存在，也要检查。

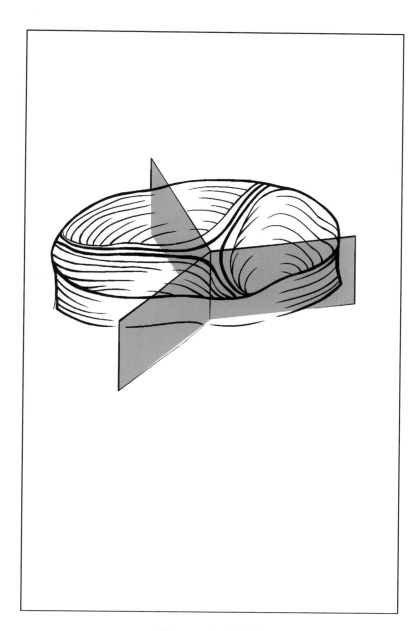

图 14-1　心脏瓣膜

对于人工心脏瓣膜，这些瓣膜由三个主要成分构成：①一个布环，是外科医师缝合的位置；②一个闭合器或托架（球状或圆盘状）；③限制托架移动和使闭合器倾斜的组成成分。

开始检查人工瓣膜前，建议先根据"心脏瓣膜图集与指南"判断瓣膜的类型。

描述瓣膜能否完全开合，在瓣膜的各个部分连接处，记录所有血栓和赘生物的位置和大小，注意其是否影响瓣膜的功能。注意是否有纤维组织非常重要。最后，仔细检查瓣膜的各个机械部位的磨损和撕裂的痕迹。是否有撕裂或圆盘磨损的痕迹。与自体心脏瓣膜一样，影响瓣膜功能的病理变化都应该详细记录。

取材

虽然一些心脏瓣膜可以被外科医师完整的摘除，但大部分瓣膜在摘除时破碎了。

取瓣膜组织用于组织学检查，这部分组织应该包括瓣叶及游离缘，或者腱索和乳头肌，必要时要脱钙。若肉眼能分辨瓣膜的内外边缘，沿瓣膜自基底至游离缘纵行书页状连续切开。

尽量保证切片切到瓣膜的剖面，将瓣膜立埋。

人工瓣膜大多数情况下无法提供任何组织用于组织学检查；但如果有赘生物，应该取全组织用于组织学检查。

报告格式及内容

有多少瓣叶送检；瓣叶是否有融合、黏液变、纤维化、钙化、血栓或赘生物；腱索是否变短、增粗、拉长、融合或断裂；乳头肌是否有梗死。

示例

瓣叶组织一块，大小2.8cm×1.5cm×1cm，心房面僵硬，凹凸不平，心室面附腱索数条，长1~1.5cm，直径0.1~0.2cm，一侧瓣叶面积2.5cm×1cm；另一侧2cm×0.4cm，大者瓣膜游离缘见粟粒样结节3~4个，直径0.05cm，色灰黄。

（二尖瓣）瓣叶组织见明显纤维化伴玻璃样变及钙化，未见明确梗死及肉芽肿样结构。

第二节　血　　管

观察与固定

动、静脉的检查比较容易，尤其是其三层结构（内膜、中膜、外膜）比较清楚时。测量血管的长度、内外直径。检查血管腔中是否有血栓，内膜是否有增生，如动脉粥样硬化，记录病变导致的管腔狭窄程度。检查中膜是否有动脉瘤或纤维肌性增生。

在怀疑颞浅动脉炎时，要对颞浅动脉进行活检。大体检查要仔细、全面、全方位，以发现局部病变。

应用10%中性福尔马林缓冲液固定。

取材

对于动静脉，视病变类型定取材方式，纵向取材对检查中膜的病变特别有用，垂直向取材有助于证实管腔中的病变。

颞浅动脉活检通常活检组织有12mm长。将其切成四段，每段约3mm长，直立包埋。我们一般从石蜡块切四套连续切片，三张苏木素/伊红染色，一张弹性蛋白染色（Verhoeff's/van Gieson's），一张未染色。因此，一次颞浅动脉活检至少产生 16 张切片用以观察。

报告格式及内容

描述血管的正常结构有无破坏，血管腔是否扩张，血管内是否有肿瘤、炎症、粥样斑块及其他异常。

示例

送检灰红灰黑色管样组织 4 条，长 1.2～2.7cm，直径 0.2～0.4cm，局部区域似见管腔，直径约 0.15cm，壁菲薄。

（颈内静脉）静脉内可见混合血栓，有机化。

第十五章　颈廓清病理标本的检查及取材规范

颈部淋巴结廓清术切除范围包括胸锁乳突肌、颈内静脉、脊神经及Ⅰ～Ⅴ各个水平的淋巴结。病理医师处理这个标本的主要目的就是找出各个水平的淋巴结并判断是否有淋巴结转移性肿瘤。

观察与固定

首先辨认标本的位置和方向。分页状颌下腺通常容易辨认，是标本的最前上端；颈内静脉位于胸锁乳突肌的内表面，二者作为标本的解剖标志，辨别标本的位置和方向。

其次进行标本的测量及固定。沿长轴打开颈内静脉，寻找肿瘤或血栓。将标本分为5部分：Ⅰ颌下腺部分；Ⅴ为肌肉后面的脂肪结缔组织三角；将胸锁乳突肌基本平均分为三部分，自上而下为Ⅱ、Ⅲ、Ⅳ。分别寻找各组淋巴结。

取材

将每个部分找到的淋巴结全部取材，一般能找到30～40个淋巴结。有问题的肌肉组织取材1块，颌下腺组织取材1块。

报告格式及内容

颈廓清手术主要是判断颈部淋巴结是否有转移癌，所以我们的报告要求包括各部分淋巴结的数目、转移情况，转移癌是否侵入淋巴结周围的软组织内；颈内静脉是否有血栓及瘤栓；颌下腺及肌肉是否有异常。

示例

以甲状腺乳头状癌手术后淋巴结转移，加做的颈廓清手术为例。

大体描写：送检颈部廓清术标本1个，大小5cm×4cm×2cm，一侧可见颌下腺，大小2cm×1cm×1cm，切面灰红、实性、质中。标本分为5组，各组找到淋巴结样组织分别为3枚、8枚、4枚、7枚及14枚，直径0.4cm，大小2cm×1cm×0.8cm，切面灰粉实性质中。

诊断：淋巴结转移癌（Ⅰ组0/3、Ⅱ组0/8、Ⅲ组0/4、Ⅳ组0/7、Ⅴ组4/14）；颌下腺组织未见特殊。

第十六章　细胞学涂片的制作规范

不同部位的细胞学标本其收集方法不同。收集方法可以直接影响病变部位细胞的数量、形态，因此，正确的收集标本是细胞学诊断的关键和基础。收集的标本必须保持新鲜，尽快送检，以防细胞退变、自溶。

送检的标本首先要判断是否为合格标本。

一、申请单和标本的验收

1. 细胞病理学室应有专人负责细胞病理学标本及申请单的验收，并严格执行标本验收签名责任制。

验收工作包括以下内容。

（1）认真检查容器内送检标本量，识别的标签是否牢附于容器上。

（2）认真核对每例送检标本和申请单，确保标本和申请单一致。仔细查阅申请单上各项是否按要求填写清楚：①患者的基本情况（姓名、性别、年龄、妇科细胞学检查要注明月经史、生育情况、是否放置宫内节育器、用药史及妇科治疗情况等），送检单位（医院、科室），床位，门诊号／住院号，送检日期，送检标本类别（痰、尿、胸腹腔积液、灌洗液、细针穿刺及各种刷片等）；②患者的临床资料（临床症状和体征），化验室／影像学检查结果，手术（包括内镜检查）所见，既往细胞病理学检查情况和临床诊断等。发现疑问应及时同送检科室联系并在申请单上注明情况。

（3）申请单是否注明送检标本的目的和要求（包括特殊检查要求如免疫细胞化学染色、分子病理学检测等）。

2．用于细胞病理学检查的标本必须新鲜，力求有足够数量，临床送检标本取材后应尽快送达细胞病理学室，以便核对无误后即进入制片处理流程。特殊情况不能及时送检者应放入4℃冰箱内保存。

3．申请单中由临床医师填写的各项内容不得擅自进行改动。

4．下列情况者标本不予接收。

（1）申请单与相关标本未同时送达细胞病理学室。

（2）申请单中填写的内容与送检标本不符。

（3）标本上无患者姓名、科室等标志。

（4）申请单上填写的内容字迹潦草难以辨认。

（5）申请单中漏填重要项目。

（6）没有按照规范的方法进行采集、运送或保存的标本。

（7）标本出现泄漏、损坏、碎裂，液体标本干涸等不符合送检要求的标本。

5．细胞病理学室对不能接收的标本及申请单一律当即退还送检人，不予存放。

当液基细胞学检测项目细胞数量不足以诊断时，为不满意标本。报告医师发出不满意报告，要求送检医师选择是否对标本重新采集。

二、痰脱落细胞标本的收集及制备

痰标本采集的方法和质量直接影响痰检查的阳性率。

收集

基本要求

1．清晨漱口后自肺内咳出的深部痰；指导患者深呼吸后用力咳嗽，可以用力拍打患者的背部辅助咳痰，咳出的痰液直接吐入痰盒送检。

2．痰液必须保持新鲜。

3．痰液呈现下列性状可能含有瘤细胞应注意选取：①血丝；②灰白色痰丝，形似白色细线；③透明痰液可拉成较长细丝。

4．一般连续送检3次或以上。

制备

传统制片：用镊子夹取有诊断价值的痰液置于干净的玻片上，用另一张玻片的2/3区域压住痰液，待两张玻片中的痰液较均匀平铺后，两张玻片上下对拉。立即放入95%乙醇内固定。常规制片两张。

Thinprep（TCT）制片：用镊子夹取有诊断价值的痰液，加入20mL清洗液，同时加入硫代乙醇酸胺或二硫糖醇，充分振荡混匀，打碎黏液，以2500r/min离心5分钟，去除上清液，将沉淀物移入液基保存液中待上机制片。

LCT制片：将有诊断价值的痰液加入20mL红色固定液中，同时加入化痰液，充分振荡混匀，打碎黏液，以600rpm离心10分钟，去除上清液，加入4mL缓冲液混匀后离心，以600rpm离心5分钟，去除上清液，待上机制片。

三、尿液脱落细胞标本的收集及制备

收集

尿液细胞学标本收集非晨起后任何时间的尿液均可，为全程尿液。送检量不低于100mL。连续送检三天。在膀胱镜下收集的肾盂尿应全部送检，最好不低于10mL。所有的尿液标本应在两小时内送检。

制备

传统制片：将标本混匀后取 50mL，若为清亮透明液体，将全部标本以 2500r/min 离心 5 分钟，去除上清液，取混匀后的沉淀物直接涂片。

Thinprep（TCT）制片：将标本混匀后取 50mL，若为清亮透明液体，将全部标本以 2500r/min 离心 5 分钟，去除上清液，将沉淀物移入液基保存液中待上机制片。

LCT 制片：将标本混匀后取 50mL，若为清亮透明液体，将全部标本以 2500r/min 离心 5 分钟，去除上清液，加入 30mL 红色固定液，充分震荡混匀 10 分钟，上机离心，以 600rpm 离心 10 分钟，去除上清液，加入 4mL 缓冲液混匀后离心，以 600rpm 离心 5 分钟，去除上清液，待上机制片。

四、胸、腹水及冲洗液标本的收集

收集

留取标本的量要在 100～200mL 以保证细胞量的收集；应在标本采集后加入抗凝剂两小时内送检，如果临床收集标本后不能及时送检，应存放于 4℃ 冰箱中。

制备

传统制片：将标本混匀后取 50mL 离心，以 2500r/min 离心 5 分钟，去除上清液，取混匀后的沉淀物直接涂片；若为血性液体，离心弃去上清后，取白膜层细胞混匀后直接涂片。

Thinprep（TCT）制片：将标本混匀后取 50mL 离心，以 2500r/min 离心 5 分钟，去除上清液，取混匀后的沉淀物；若

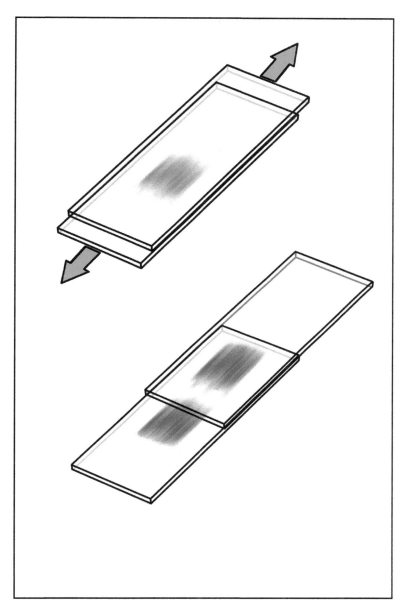

图 16-1　细胞学涂片

为血性液体，离心弃去上清后，取白膜层细胞，加入30mL酸性清洗液，充分震荡混匀10分钟，上机离心，以2500r/min离心5分钟，去除上清液，将沉淀物移入液基保存液中待上机制片。

LCT制片：将标本混匀后取50mL离心，以2500r/min离心5分钟，去除上清液，取混匀后的沉淀物；若为血性液体，离心弃去上清后，取白膜层细胞，加入30mL红色固定液，充分震荡混匀10分钟，上机离心，以600rpm离心10分钟，去除上清液，加入4mL缓冲液混匀后离心，以600rpm离心5分钟，去除上清液，待上机制片。

五、细针穿刺细胞学标本的收集及制备

左手固定穿刺部位，右手持针迅速进入皮肤，注意避开较大血管；进针角度根据穿刺部位的情况而定，进针深度一般可进针肿块直径的一半，如为囊性肿块，应尽量抽干囊液后再次进针抽吸囊壁；拉回针栓，保持5~10mL的负压（对于甲状腺等血流丰富的部位，可先从不用负压开始逐渐加负压，避免出血）。以穿刺点为中心向四周各抽插3~4次，抽插过程中尽可能保持针头在肿块内。抽吸完后，缓慢放掉负压，将针头迅速拔出。先将针头取下，针管吸5mL左右空气，接针头，将针芯内穿刺物直接推至载玻片，用针头或另一张载玻片以平行方向推抹涂片，切忌来回反复涂片。涂片前注意核对玻片或者保存瓶上患者姓名及部位，涂片1~2张，涂片后立即放入95%酒精固定10分钟，做HE染色。余下针头及针管内标本如做液基涂片，将非妇科液基保存液抽吸入2~3mL针管，再推入保存瓶，反复操作2~3次，尽量减少细胞丢失。